LES BONS SUCRES POUR MAIGRIR

Bons ou mauvais, la vérité sur les glucides : céréales, féculents, sucre…

C'est naturel, c'est ma santé

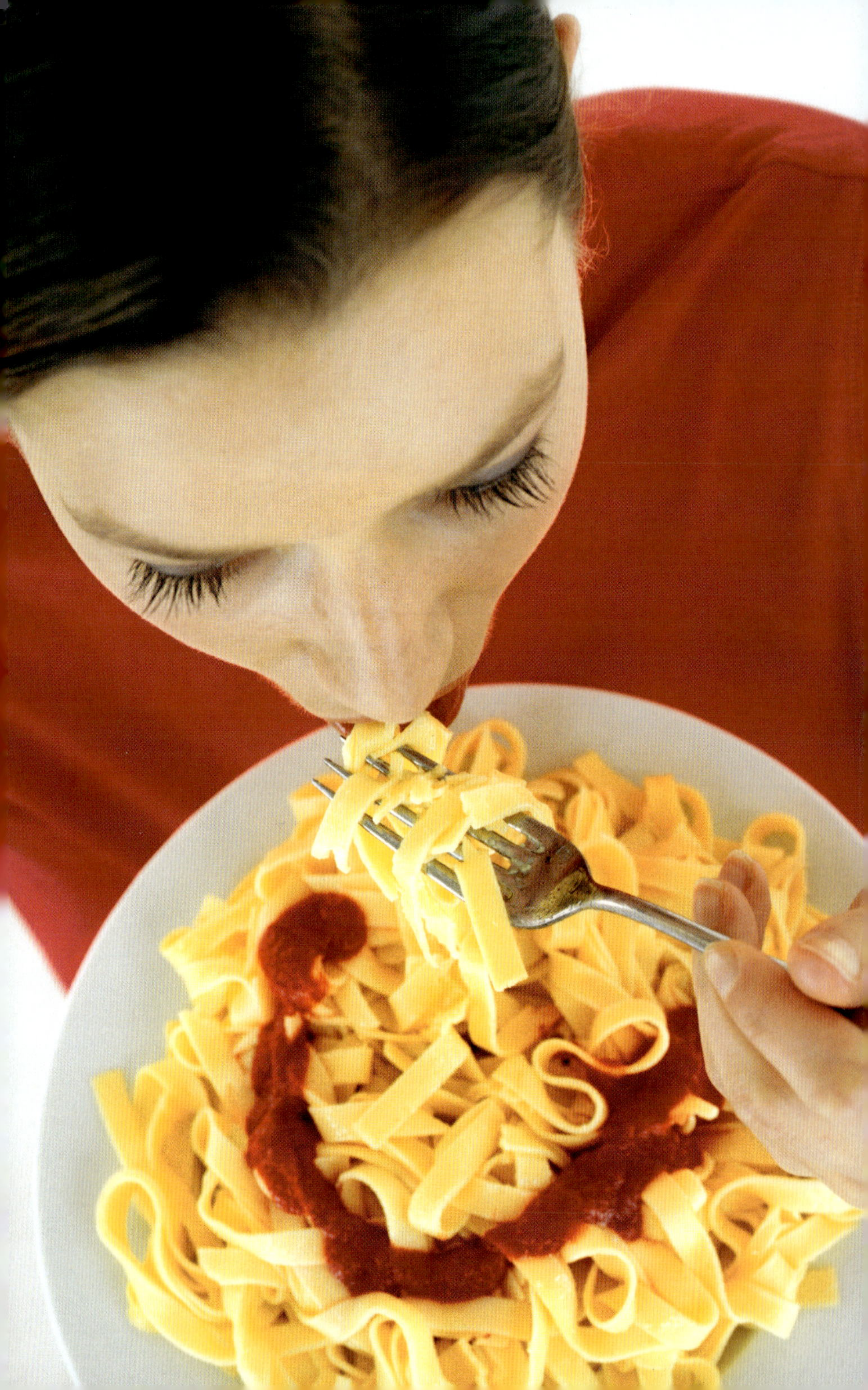

LES BONS SUCRES POUR MAIGRIR

Bons ou mauvais, la vérité sur les glucides : céréales, féculents, sucre…

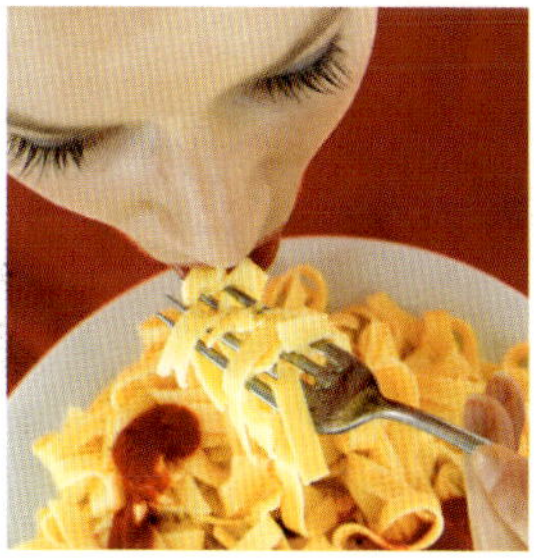

Patricia Pacaut
docteur en pharmacie

Editions Alpen

Alpen Éditions
Pastor Center
7, rue du Gabian
98000 Monaco

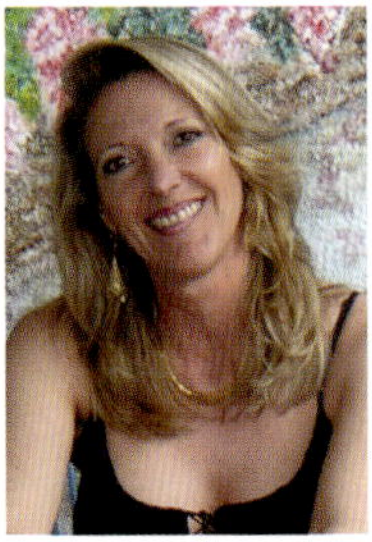

Patricia Pacaut est docteur en pharmacie, diplômée de la faculté de Dijon. Elle a travaillé pendant vingt ans en officine et a toujours privilégié son rôle de conseil. Aujourd'hui elle poursuit cette mission par le biais de l'écriture et c'est à un pan de la nutrition qu'elle consacre son premier livre : l'impact des glucides sur notre santé.

« Il me semble important de sensibiliser un public élargi à ces questions qui sont essentielles pour leur santé, de les informer sur ce qu'ils mangent et de les mettre en garde contre certaines croyances bien établies. »

Pour la présente Édition

7, rue du Gabian
MC - 98000 MONACO
***Tél. :** 00377 97 77 62 10*
***Fax :** 00377 97 77 62 11*

Crédits photos :
Photo Alto, Stockbyte, Banana Stock, Botanikus, Corbis, Photosphère, Pixland, Digital Vision, Image 100, Image State, Image Source, Hemera copyright
© 20 N. Abdallah et ses concédants : tous droits réservés
Trandparences Prod : Hervé Dresen

***Dépôt légal :** 2nd semestre 2006, réactualisé 1er semestre 2007*
ISBN13 : 978-2-914923-21-7

Imprimé en France
Imprimerie Baud,
Dépôt légal n°503 : 1er semestre 2007
Saint-Laurent-du-Var

Introduction

Nous sommes des omnivores ! Notre équilibre et notre santé se construisent grâce à une alimentation variée et équilibrée : des lipides, des protéines et surtout, beaucoup de glucides. Plus communément appelés sucres, les glucides couvrent aujourd'hui 50 à 55 % de nos besoins énergétiques.
Ils constituent le socle de notre alimentation, aussi méritent-ils qu'on s'intéresse à eux de plus près.
Les glucides nous sont indispensables parce qu'ils constituent notre source de glucose, le principal carburant de notre organisme et de notre cerveau.
Pendant des milliers d'années, les seules sources de sucres pour nos ancêtres ont été les plantes sauvages, les tubercules, les feuilles, les fruits et les fleurs.
Il y a 10 000 ans, l'alimentation humaine a pris un tournant radical avec le début de l'élevage et les premières cultures. Une nouvelle source de glucides est apparue : les céréales. Avec l'ère industrielle, ces dernières ont été raffinées et transformées à outrance.
Aujourd'hui de nouveaux aliments de plus en plus sophistiqués voient le jour, qui inondent les supermarchés. Il est évident que les glucides ont bien changé depuis la naissance de l'humanité.
Quelle est la conséquence de cette évolution sur notre santé ? Les glucides méritent-ils la place qu'ils occupent dans notre alimentation ?

AVERTISSEMENT

Les informations contenues dans ce livre ne peuvent pas remplacer un avis autorisé. Avant toute automédication, consultez un médecin ou un pharmacien qualifié.

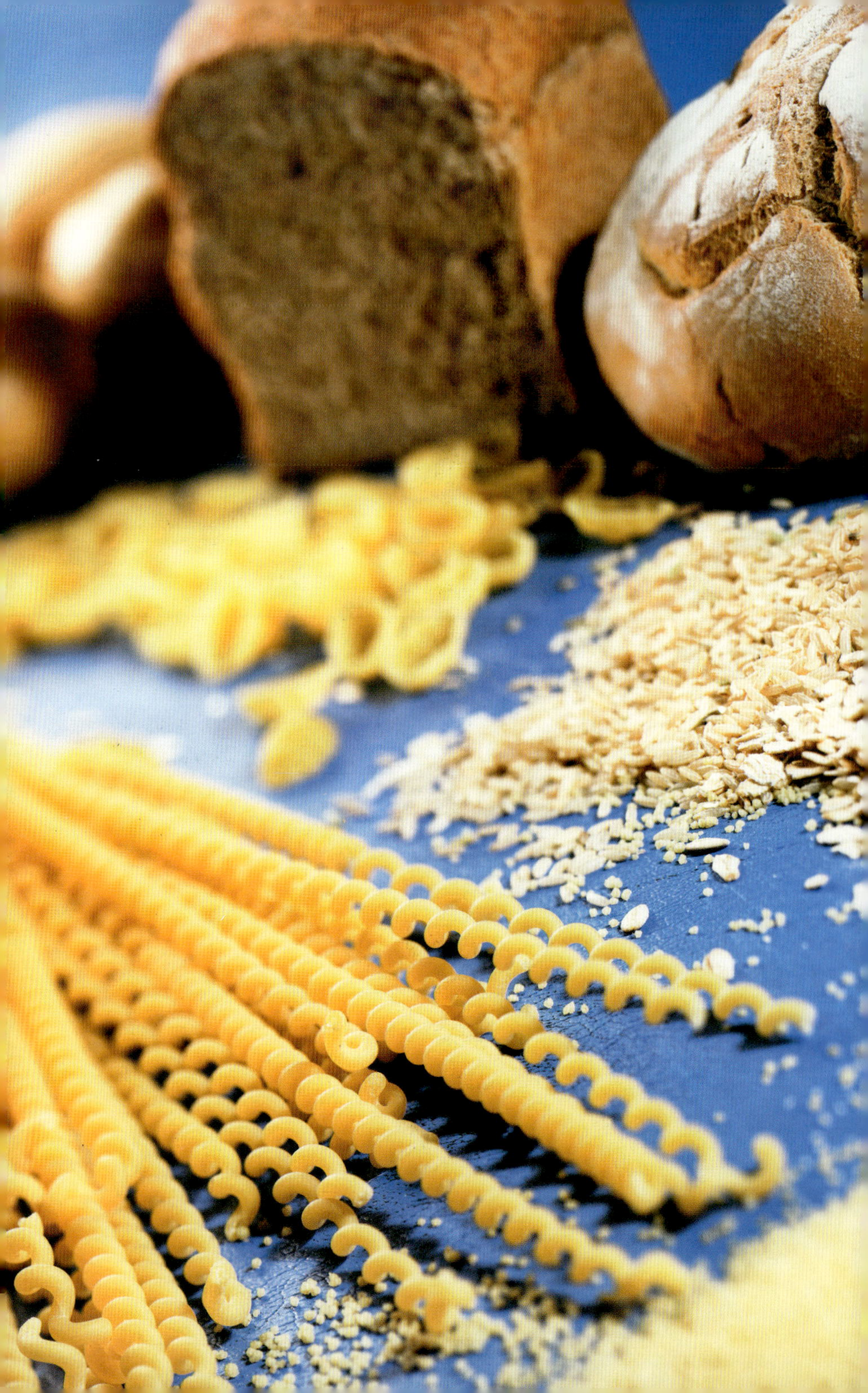

Depuis les années 60, les relations entre consommation de sucres et santé ont fait l'objet de nombreuses études : sucres et diabète, sucres et obésité, sucres et cancers…
Les sucres dits « simples » sont accusés de favoriser des maladies. Les sucres dits « complexes » sont tantôt promus, tantôt montrés du doigt. Comment s'y retrouver et faire la part des choses ?
Ce livre n'a d'autre ambition que de vous faire prendre conscience de l'impact des « glucides modernes » sur notre santé.
Ensemble nous allons apprendre à mieux les connaître, à les reconnaître et à les démasquer lorsqu'ils sont cachés. Monosaccharides, disaccharides, amidon, sucre complexe, sucre simple, index glycémique… autant de notions avec lesquelles vous serez bientôt familiarisés. Et surtout nous allons apprendre à faire les bons choix pour manger plus sainement et vivre bien, plus longtemps.

TABLE DES MATIÈRES

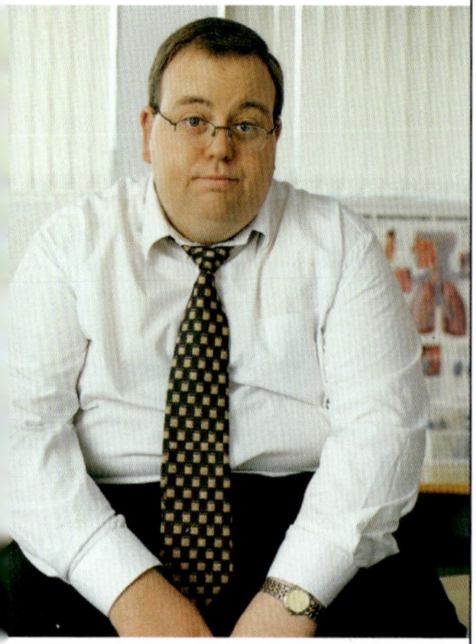

SUCRES ET SANTÉ :
LES RAISONS D'UNE INQUIÉTUDE

Gros, gras, graisse : le trio infernal ?

Sucres et graisses construisent chaque jour notre santé et notre vitalité. Jusqu'ici les graisses étaient soupçonnées de favoriser nos maladies modernes. Les soupçons visent aujourd'hui… les sucres !

Les lipides ou graisses, excellente source d'énergie, participent à la bonne qualité des membranes des cellules, véhiculent les vitamines A, D, E, K et contrôlent les graisses du sang.

Mais voilà, cela paraît tellement évident : si on mange trop gras on devient gros, gras, puis l'obésité (excès de masse grasse) fait sournoisement et insidieusement le lit du diabète. Regardez les Américains ! Un adulte sur deux et un enfant sur quatre sont en surpoids. Ils mangent n'importe quoi, n'importe quand et surtout trop gras. Tout ce « mauvais cholestérol » englouti boucherait les artères, entraînant angine de poitrine, infarctus, athérosclérose, artériosclérose, bref des maladies cardiovasculaires.

Bon et mauvais cholestérol ?

Il n'existe qu'un seul cholestérol et il est indispensable à la vie : un tiers seulement est d'origine alimentaire, le reste est fabriqué par le foie. Insoluble dans l'eau, il a besoin d'un « taxi » pour circuler dans le sang.
HDL *(High Density Lipoproteins)*, le bon taxi, « kidnappe » le cholestérol en excès, le ramène au foie pour recyclage ou élimination.
LDL *(Low Density Lipoproteins)*, le mauvais taxi, amène le cholestérol aux tissus. Mais il arrive qu'il le dépose sur la paroi des artères et des veines où il forme des plaques appelées athéromes. Au fil du temps, les plaques grossissent et réduisent leur calibre rendant difficile le passage du sang. Lorsque ce passage est obstrué, les cellules des organes privées d'oxygène et de nutriments, meurent. Pour le cœur, c'est l'infarctus du myocarde et, selon l'artère « obstruée », les différents accidents cardiovasculaires.
Ce n'est pas le cholestérol en lui-même qui est à craindre mais la partie transportée par les LDL.

Zoom sur les lipides

La majorité des graisses alimentaires sont formées de trois sortes d'acides gras. Les autres lipides sont les phospholipides (lécithine) et le cholestérol.
Les acides gras saturés sont cachés dans les charcuteries, abats, viandes grasses, laitages, beurre et margarines (très riches en cholestérol). L'excédent sera stocké dans les tissus ou circulera dans les vaisseaux en cherchant à se combiner à des substances comme le calcium. Ils sont directement responsables d'un cholestérol élevé et des complications qui lui sont attachées (athérosclérose).
Les acides gras monoinsaturés (huile d'olive) et polyinsaturés (huiles végétales) n'ont pas ces inconvénients.

Faut-il traquer le gras ?

Évitons le gras comme la peste ! Cette devise fait que dans certaines familles les enfants n'en consomment jamais. Paradoxalement, ils ne sont pas plus minces que les autres. Privilégions « les aliments allégés » ! Mais par quoi les industriels ont-ils remplacé les graisses ? Le plus souvent par des agents de texture, des amidons modifiés, bref « des sucres ».
Bizarrement une étude récente révèle que les enfants qui suivent des régimes trop restrictifs en graisse sont souvent carencés en nutriments essentiels à la santé et à la croissance comme le zinc et la vitamine E. On observe le même phénomène chez les adultes. Les déficits les plus courants concernent les acides gras essentiels apportés, entre autres, par les végétaux et les huiles végétales (noix, maïs, soja).

Les acides gras essentiels

Parmi tous les acides gras qui constituent les graisses, certains sont appelés essentiels. Cela signifie qu'ils sont indispensables à l'organisme mais qu'il ne sait pas les fabriquer ; ils sont apportés exclusivement par l'alimentation. S'ils manquent, l'équilibre de la santé est compromis. Ce sont l'acide linoléique (huiles de tournesol, de maïs) et l'acide alpha-linolénique (huiles de colza, de soja, de noix).

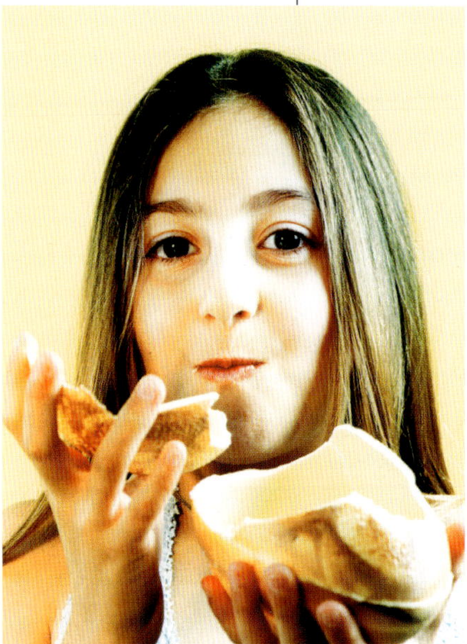

Une controverse scientifique

Grâce à son immense potentiel, la nutrition apportera peut-être un jour des solutions diététiques personnalisées à chaque individu. Nous n'en sommes pas là ! Une controverse existe encore sur la définition même d'une alimentation saine.

Qui croire ?

Jusqu'à maintenant la plupart des experts ont soutenu la thèse d'un régime pauvre en graisses et protéines et riche en glucides (sucres) comme seul capable de combattre nos maladies modernes (obésité, diabète, maladies cardiovasculaires). Ces maladies préoccupent de plus en plus le milieu médical et l'Organisation Mondiale de la Santé (OMS) tire la sonnette d'alarme. D'autres chercheurs au contraire préconisent une alimentation avec plus de graisses, riche en protéines et un peu moins de glucides. Qui croire ? Quel comportement alimentaire doit-on adopter si même nos experts en nutrition ne sont pas d'accord entre eux ? Essayons d'oublier toutes nos idées reçues le temps de la lecture de cet ouvrage.

Le paradoxe américain

Entre 1977 et 1997 le surpoids a augmenté de 31 % aux États-Unis alors que la consommation de graisse diminuait de 11 % et la ration calorique quotidienne de 4 %. Dans cette même période, la consommation « d'aliments allégés en matière grasse », des aliments qui ont fleuri au milieu des années 1980, est passée de 19 % en 1978 à 76 % en 1991.

Ce paradoxe américain montre bien que les réponses actuelles aux problèmes de poids, en particulier la diminution des graisses, ne sont pas efficaces. Les excès de graisse ne sont pas seuls à l'origine du surpoids.

Les soupçons pèsent aujourd'hui sur… les sucres !

Eh oui, les apparences sont trompeuses. Depuis 30 ans les Américains n'ont cessé de diminuer la part des graisses dans leur alimentation et pourtant ils n'ont jamais été aussi gros ! La France semble s'engager aussi dans le rejet des matières grasses comme le montre l'enquête INCA (1999) sur les consommations alimentaires des Français. Les chercheurs voient également poindre une « épidémie d'obésité ».

L'Agence française de sécurité sanitaire des aliments (Afssa) a créé un groupe de recherche pour savoir si les glucides modernes sont dangereux pour la santé. De la même manière que les fumeurs mangent spontanément moins de fruits et légumes, pourtant riches en nutriments protecteurs, les personnes qui consomment des régimes riches en sucres et amidons raffinés se détournent des fibres, reçoivent moins de vitamines et de minéraux et globalement plus de calories. Les écoliers gros consommateurs de sucreries mangent très peu de fruits et légumes.
Il faut dire que la nature des glucides a bien changé depuis le début de l'humanité !
Pour comprendre comment des aliments aussi anodins que les sucres sont soupçonnés de faire le lit de l'obésité et de maladies chroniques, il faut en effet faire un retour en arrière, jusqu'au Paléolithique supérieur. Nous vous y invitons dans les pages qui suivent.

1 milliard de Terriens trop gros !

300 millions d'obèses et un milliard de Terriens trop gros. L'OMS estime que 50 % de la population occidentale pourrait être en surpoids en 2010. Actuellement en France, l'obésité concerne 10 % des adultes et 10 à 12 % des enfants de 5 à 12 ans. Son taux augmente de façon dramatique chez les plus jeunes depuis quelques années. À la demande de l'assemblée mondiale de la santé en mai 2002, l'OMS a commencé à élaborer une stratégie mondiale sur l'alimentation et la santé.
En 1995, il y avait 177 millions de diabétiques dans le monde ; on en prévoit le double en 2015.

LES GLUCIDES DANS L'ÉVOLUTION HUMAINE

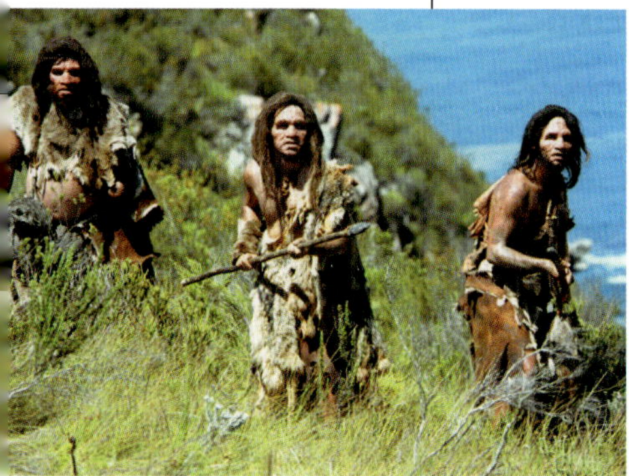

Le régime de nos ancêtres

Pendant près de quatre millions d'années, les seules sources de sucres pour nos ancêtres ont été les plantes sauvages, les tubercules, les feuilles, les fruits et les fleurs.

Notre ancêtre aux os puissants

Selon le géographe Alain Beauvilain, *« nous descendons directement de la lignée de Cro-magnon, un homme original anatomiquement moderne, grand, élancé dont le squelette est plus robuste que le nôtre avec des muscles puissants. »*

Au menu du Paléolithique

Le Paléolithique correspond aux premières manifestations d'activité humaine actuellement connues et datées d'un peu plus de 3 millions d'années : Lucy (– 3 000 000), l'homme de Néanderthal (– 80 000, – 35 000) puis l'homme de Cro-magnon (– 35 000, – 10 000) se succèdent sur notre planète.

Le mode de vie de l'homme du Paléolithique est essentiellement basé sur une économie de prédateur : chasseur-cueilleur, très probablement nomade ou semi-nomade. Il vit dans des grottes et subsiste grâce à la chasse, surtout du gibier, des cervidés (mégacéros), des aurochs. Elle couvre les deux-tiers de son alimentation et fournit donc un régime riche en protéines animales. Le tiers restant est assuré par la cueillette des plantes (feuilles, racines, rhizomes), des baies et des fruits frais consommés avec leur peau, sources très intéressantes de glucides.

Largement présents dans la nature, les glucides sont élaborés par les plantes au cours du processus de photosynthèse. Ce sont eux qui procurent la saveur sucrée de nombreux fruits et légumes.

Ni céréales, ni sucre, ni laitages

Les céréales ne seront consommées qu'au Néolithique, il y a 10 000 ans, lorsque l'homme se sédentarise et entreprend les premières cultures. L'invention de la meule les rendra digestes par mouture et décorticage.

Le lait et les produits laitiers riches en calcium n'apparaissent pas non plus au menu du Néolithique et paradoxalement nos chasseurs-cueilleurs ont un squelette robuste ne présentant aucun signe de déminéralisation !

N'oublions pas que les fruits et les légumes frais ont également comme intérêt majeur d'être gorgés de vitamines, de potassium et de calcium parfaitement bien assimilé, et que ces nutriments rendent l'os solide.

Quant à la vitamine D, indispensable pour fixer le calcium osseux, elle ne manque certainement pas à notre homme qui vit en plein air du lever au coucher du soleil.

Ainsi, pendant près de quatre millions d'années, l'organisme dont nous sommes les héritiers ne sera mis en présence d'aucun des glucides majeurs, céréales et sucres rapides que nous consommons aujourd'hui : les céréales qui représentent plus de 50 % de notre apport énergétique, et le sucre blanc dont nous avalons environ 40 kg par an et par personne.

L'intrusion de ces aliments dans le régime de l'homme, il y a 10 000 ans, va représenter un choc métabolique dont nous décrirons plus loin certains aspects.

Les glucides du Paléolithique

Ils proviennent des plantes sauvages, racines, baies qui couvrent le tiers de l'alimentation. Excellentes sources de sucres, ils sont gorgés de vitamines, de potassium et de calcium parfaitement bien assimilé indispensable au développement d'une charpente osseuse solide.

Menu paléolithique du jour

Pourquoi pas un tartare d'auroch ou un cuissot de mégacéros braisé aux baies, fruits frais de saison, noix ou marrons et eau de source à volonté ? Menu constitué au hasard des rencontres et de la saison, il est naturellement équilibré : protéines animales indispensables à une bonne musculature , « bons glucides » énergétiques des baies et fruits de saison,« bons lipides » des oléagineux (noix et marrons) protecteurs du système cardiovasculaire.

Le Néolithique : céréales, sucre et élevage

Il y a 10 000 ans, l'alimentation humaine prend un tournant radical avec le début de l'élevage et les premières cultures. Le chasseur-cueilleur cède la place au berger-agriculteur.

Un point de rupture

Au Néolithique, le gibier vient à manquer, les grands troupeaux disparaissent. L'homme pour survivre est contraint de changer d'alimentation. Son mode de vie se transforme radicalement. Il ne suit plus les grands troupeaux… Le nomade devient sédentaire : il vit en village, domestique et élève des animaux. Nous assistons à la naissance de l'agriculture. L'homme découvre les laitages, invente la meule qui lui donne accès aux céréales, ces « graines sauvages » qu'il consomme pour la première fois de son histoire.

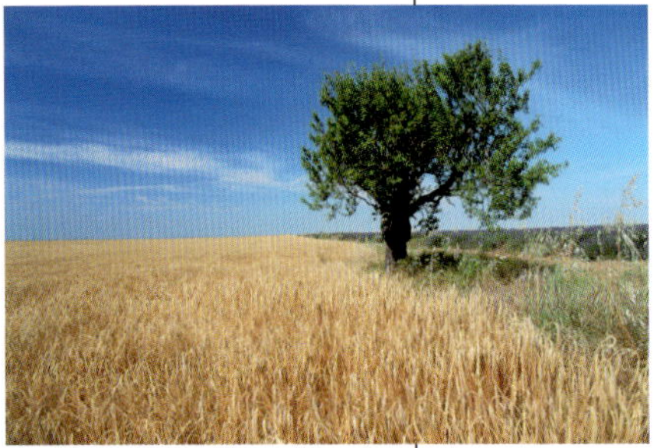

Tributaire des récoltes !

Pour subsister, l'homme du Néolithique dépend de ses récoltes. Les conditions climatiques dictent dorénavant périodes d'abondance et de famine, inconnues jusqu'alors et qui, dorénavant vont rythmer la vie de nos ancêtres.

Le grain de céréales est, il est vrai, une remarquable source d'énergie. Il apporte :

- 75 % d'amidon : un « glucide complexe » que l'on appelait à tort « sucre lent » car il était censé être lentement et progressivement digéré, absorbé et utilisé du fait de sa taille et de la complexité de sa molécule (une chaîne de milliers de molécules de glucose).
- 10 % de protéines (gluten) de valeur biologique inférieure aux protéines animales. Le gluten, « substance

étrangère » du Néolithique provoque aujourd'hui encore des allergies d'origine héréditaire dont la forme la plus spectaculaire est la maladie cœliaque.

- 2 à 4 % de lipides de bonne qualité surtout dans le germe avec les vitamines du groupe B.
- Du son, l'enveloppe du grain, riche en fibres cellulosiques, en vitamines B et en précieux sels minéraux et oligoéléments (calcium, phosphore, potassium, magnésium, fer, cuivre, chrome, sélénium).

Les nouveaux glucides

D'un régime principalement carné, notre ancêtre passe à un régime où les glucides sont prépondérants. Mais ces glucides ont changé. Les plantes sauvages, les racines, les baies ont reculé et sont supplantées par les céréales, le miel, et un peu plus tard, en Inde, le sucre extrait de la canne. Une autre denrée fait son apparition dans l'alimentation humaine : le sel.

Ainsi cette rupture du Néolithique apparaît-elle comme une nouvelle attitude de l'homme vis-à-vis de la nature, constituant un effort de maîtrise des ressources et des rythmes naturels. Elle se manifeste par l'apparition massive d'aliments jusqu'ici totalement inconnus des organismes humains. Cette intrusion n'a pas été sans conséquence sur la santé de notre berger-agriculteur.

L'ère néolithique : -10 000 à - 4 000 ans avant J.-C.

Étymologiquement le terme « Néolithique » s'applique à l'âge de la pierre nouvelle ou pierre polie qui suit dans le temps l'âge de la pierre ancienne ou Paléolithique. L'homme est passé de l'état de prédateur qui caractérisait les chasseurs paléolithiques à l'état de producteur : berger-agriculteur.

Sédentaire mais hyperactif

Dans le Cantal, des archéologues ont reproduit à l'identique un village du néolithique où deux familles françaises ont accepté de vivre comme il y a 10 000 ans. Leurs journées consacrées aux corvées de bois à enflammer au silex, à l'entretien du foyer, au puisage de l'eau, à la cuisson dans des conditions précaires des galettes de céréales, à la traite des animaux, sont épuisantes. Leurs enfants n'ont pas supporté l'alimentation primitive. Une famille a été contrainte d'abandonner l'expérience.

Côté santé : qu'est-ce qui cloche ?

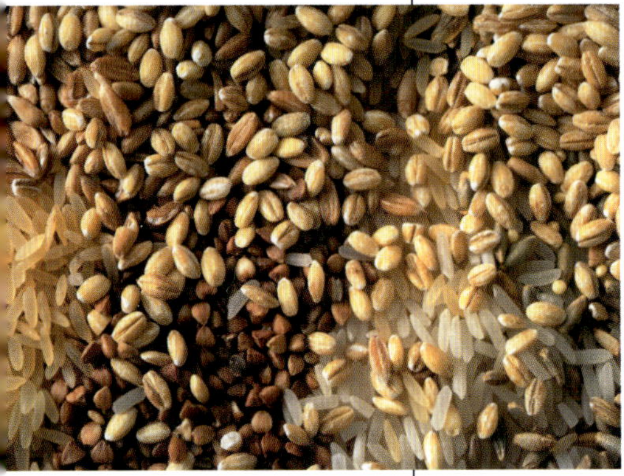

Au Néolithique, le changement radical de régime alimentaire au profit des nouveaux glucides s'accompagne d'une dégradation de l'état de santé !

La santé se dégrade

Loren Cordain (université du Colorado) est le spécialiste mondial de ce qu'on appelle aujourd'hui la nutrition paléolithique. Pour lui, comme pour de nombreux chercheurs, lorsqu'on compare les ossements fossiles de 180 groupes de « chasseur-cueilleur » du Paléolithique avec ceux des premiers « fermiers » du Néolithique, on constate des différences criantes.

L'homme du Néolithique est plus fragile que l'homme du Paléolithique. Principal responsable : le changement radical d'alimentation au détriment des protéines de la viande et au profit des glucides, principalement des céréales. Contrairement à ce que l'on pourrait croire, l'avènement de l'agriculture n'apporte pas de « bonus » pour la santé de l'homme du Néolithique : réduction de la taille, os moins solides, arthrose, augmentation de la mortalité infantile et de la fréquence des maladies infectieuses, réduction de la durée de vie et pour couronner le tout… des caries.

L'acide phytique piège les minéraux

Le son, l'enveloppe des grains de céréales, est riche en acide phytique. Or dans l'alimentation, cet acide est nuisible car il entrave l'absorption du calcium et du zinc. L'acide phytique se lie au zinc, au calcium, pour former des sels insolubles appelés phytates éliminés de l'organisme. Ils rendent ces minéraux inutilisables. Le système digestif ne sait pas digérer ces phytates qu'il rencontre pour la première fois. Seule l'utilisation du levain permettra de surmonter les inconvénients de l'acide phytique.

Moins de protéines, moins de croissance

Le fermier du Néolithique consomme moins de viande, donc moins de protéines de bonne qualité qui sont précieuses pour la croissance, les os, les dents, les muscles. Son apport en zinc se voit également diminué car le zinc est un oligo-élément apporté presque exclusivement par la viande et les produits de la mer. Les céréales en apportent un peu, mais elles contiennent beaucoup d'acide phytique, une substance dite anti-nutritionnelle parce qu'elle nous empêche de bien absorber les minéraux comme le zinc et le calcium.

Le zinc intervient dans le métabolisme (l'utilisation) des protéines et joue un rôle fondamental dans le système immunitaire. L'apport excessif de céréales est probablement à l'origine d'une carence en zinc qui se traduit par un retard de croissance et surtout par un affaiblissement du système immunitaire qui explique l'augmentation de la fréquence des maladies infectieuses.

L'acide phytique des céréales « séquestre » aussi le calcium alimentaire, freine son absorption et ceci entraîne une déminéralisation des os et des dents qui explique leur fragilité.

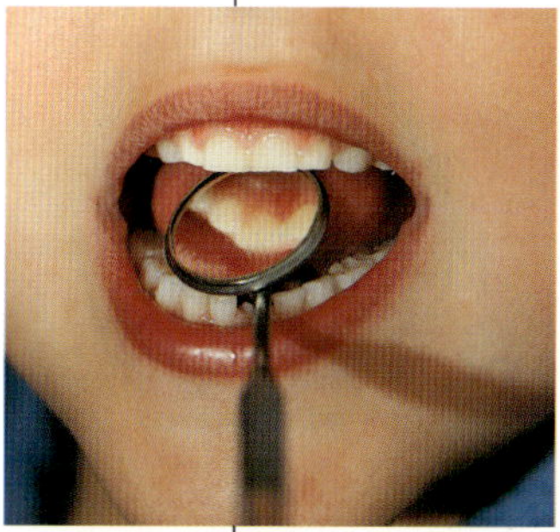

La naissance des caries

Les microbes de la plaque dentaire décomposent les sucres apportés par l'alimentation et donnent naissance à des acides. Ces acides favorisent dans un premier temps la déminéralisation en surface de l'émail. L'évolution aboutit à la formation d'une cavité : la carie, une maladie de la dent. Les premières caries, absentes des mâchoires du Paléolithique, apparaissent sur celles du Néolithique.

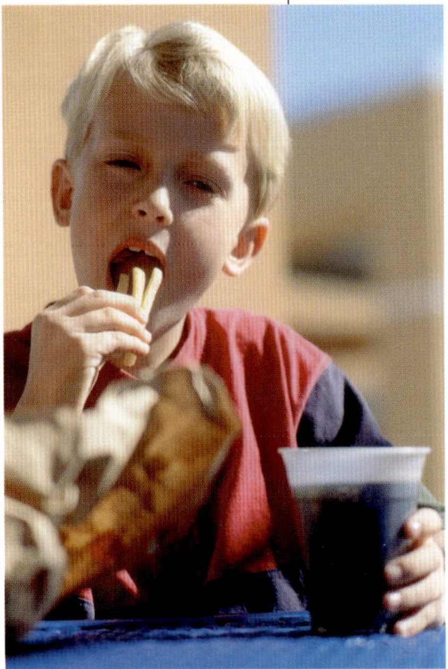

La révolution alimentaire des deux derniers siècles

En deux siècles, les aliments introduits au Néolithique ont subi une transformation inquiétante.

Des amidons de plus en plus transformés

Au cours du dernier siècle, certains féculents riches en amidon (pain, pâtes, riz, pomme de terre, légumes secs) ont été globalement délaissés par les Français. Cette diminution est liée à l'augmentation du niveau de vie, le consommateur mangeant plus de viande et de laitages. On observe toutefois depuis dix ans un recul de la consommation de viande.

Mais les amidons introduits au Néolithique occupent toujours une place massive dans l'alimentation moderne. En effet, si la consommation de pain a globalement diminué, on consomme le blé de plus en plus raffiné et de plus en plus transformé. Au total, on consomme plus de céréales qu'il y a deux siècles, en raison de la prolifération de « produits de snacking ». Ces aliments très raffinés sont souvent avalés en dehors des repas, avec des effets importants sur notre sucre sanguin.

Il en va de même pour les pommes de terre. Si la traditionnelle pomme de terre au four n'a plus la cote, les

L'explosion des produits sucrés !

En 40 ans (1960-2000), la consommation de pâtisseries et biscuits a été multipliée par 4 ; celle de laitages sucrés par plus de 30, celle de sirops et de crèmes glacées par 8 et de boissons sucrées par 6. Chaque Français consommait un kilo de sucre blanc par an en 1789, 2 kg en 1800, 16,6 kg en 1900. Depuis 40 ans, on en avale plus de 30 kilos.

frites, chips et purées industrielles figurent en bonne place dans nos assiettes, avec des effets majeurs sur le niveau de sucre sanguin.

Ces effets étaient sans grande conséquence à l'époque où l'activité physique était importante, car l'énergie qu'ils apportent était aussitôt mise à contribution. Il en va tout autrement chez l'enfant, l'adolescent ou l'homme sédentaire.

Toujours plus de sucre

Autrefois le sucre était considéré comme une nourriture exceptionnelle, réservé aux malades ou consommé lors de fêtes. Il est devenu un aliment de tous les jours depuis le développement de la production industrielle de sucre il y a un siècle.

La consommation de « sucre nature » que l'on ajoute dans notre café ou notre thé le matin a tendance à diminuer, par contre celle de sucre incorporé explose. Aujourd'hui, en France, les trois quarts de la consommation de sucre correspondent au sucre incorporé industriellement dans les viennoiseries, les friandises diverses, les confitures, le chocolat, les barres chocolatées, les produits de snacking, les céréales sucrées du petit déjeuner, les yaourts sucrés, les glaces, les sodas… autant de produits qui séduisent petits et grands.

Le sucre raffiné sous toutes ses formes ne devrait pas représenter dans une alimentation équilibrée plus de 10 à 15 % de la ration énergétique glucidique soit l'équivalent de 6 à 8 morceaux de sucre. Or cette consommation est beaucoup plus importante sous forme détournée.

Enfin, de nouvelles formes de sucre ont fait leur apparition, parmi lesquelles le sirop de maïs riche en fructose, soupçonné, comme on le verra, de favoriser le diabète.

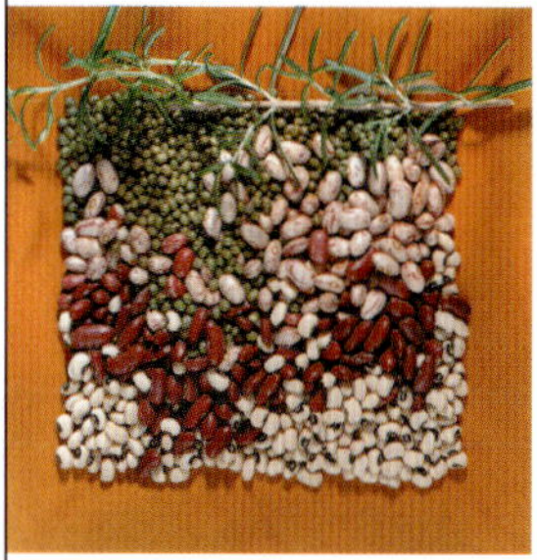

La fin des haricots ?

Nous mangeons 2 fois moins de pain qu'il y a 60 ans, 2 fois moins de pommes de terre qu'il y a 70 ans (178 kg par an et par personne en 1925 contre moins de 70 depuis 10 ans). La consommation des légumineuses (lentilles, pois cassés) a quasiment disparu passant de 7,3 kg par an et par personne en 1925 à moins de 1 kg aujourd'hui…, soit à peine 3 g de haricots par jour. Est-ce la fin… des haricots ?

Sommes-nous faits pour un régime riche en amidons raffinés ?

Les aliments céréaliers sont la base de l'alimentation moderne. Mais sont-ils réellement adaptés à notre physiologie ?

Notre patrimoine génétique a peu évolué depuis 3 à 4 millions d'années. Il doit composer depuis 10 000 ans seulement, avec la place prédominante des céréales et des amidons dans les assiettes. De nombreux chercheurs pensent que cette cohabitation ne va pas de soi et qu'elle peut, chez certains d'entre nous conduire à un affaiblissement de l'état de santé et à des maladies chroniques. Le Dr Boyd Eaton (université Emory, Atlanta, Georgie) a le premier, en 1985, émis cette hypothèse. « Nos gènes, dit-il, sont donc très proches de ceux de nos ancêtres du Paléolithique, il y a 40 000 ans, dit-il. Ce qui a changé, c'est notre alimentation, avec l'avènement de l'agriculture il y a dix mille ans, et surtout la révolution industrielle. Nous ne sommes plus adaptés génétiquement au mode alimentaire actuel. L'alimentation héritée du Néolithique ne peut être considérée comme un modèle pour la nutrition moderne. »

Équilibre acide-base

L'alimentation fournit des ions hydrogène et sulfates (acides) ou bicarbonates (basiques). Selon que les premiers prédominent ou pas, le sang est plus ou moins acide. Le régime alimentaire en vigueur depuis le Néolithique, riche en céréales, laitages, sel et sucre est fortement acidifiant. Les céréales à elles seules contribueraient à 40 % de cette charge acide. Or un régime acidifiant entraîne, entre autres, une fuite de calcium osseux qui peut favoriser l'ostéoporose.

Facteurs antinutritionnels

L'un des problèmes posés à l'homme par les céréales est la présence de facteurs antinutritionnels comme les lectines. Ces protéines un peu particulières favorisent la perméabilité des intestins, c'est-à-dire qu'elles

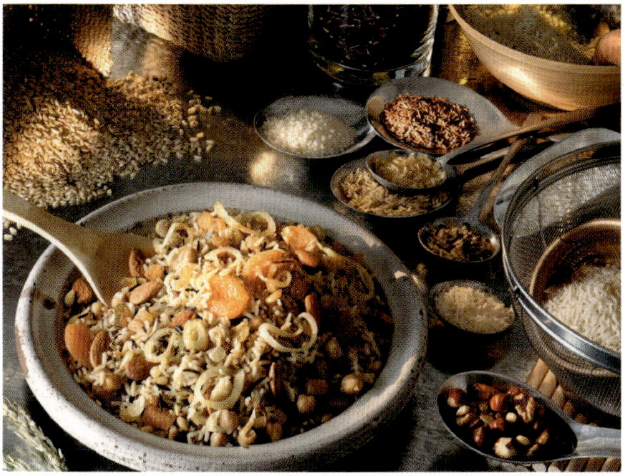

permettent le passage dans la circulation sanguine d'autres lectines et de fragments de protéines qui ressemblent aux protéines de l'organisme. C'est le cas de la gliadine du blé. Sa présence dans le sang peut déclencher une réaction des globules blancs (lymphocytes T) destinée à l'éliminer. Mais comme la gliadine a des points communs avec des protéines normalement présentes dans le corps, le système immunitaire peut se retourner contre le corps lui-même et provoquer des maladies auto-immunes.

Équilibre de la glycémie

L'un des principaux reproches fait aux régimes riches en farineux, surtout lorsqu'ils sont raffinés, c'est qu'ils peuvent troubler l'équilibre du sucre sanguin. Les céréales, comme les pommes de terre contiennent des glucides rapidement digérés qui font monter la glycémie et sollicitent une réponse aussi brutale du pancréas. Ce mécanisme *(détaillé page 30)* pourrait expliquer en partie l'épidémie de diabète qui affecte aujourd'hui la planète.

Acidifiant donc déminéralisant

Le blé complet riche en acide phytique, le sucre blanc, le Coca Cola (pH 2,4), les sodas, les confiseries sont acidifiants. L'organisme, pour neutraliser cet acide, doit soutirer aux os, articulations, dents et cheveux des minéraux (comme le calcium) qui vont réagir avec les acides pour former des sels neutres (de calcium). Les sels ainsi formés, insolubles, sont susceptibles de se déposer dans les articulations et être à l'origine de rhumatismes comme l'arthrose.

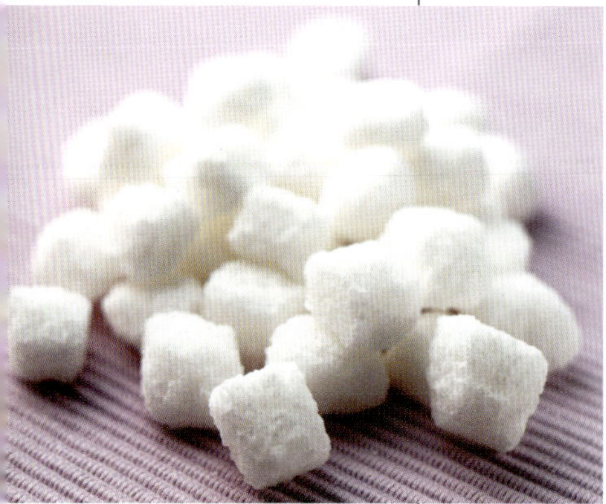

APPRENONS À CONNAÎTRE LES SUCRES

Simples et complexes

Le mot glucide du grec « glukus » veut dire doux. Il y a les sucres simples abondants dans les fruits et les légumes et les glucides complexes représentés par les amidons des céréales, des légumineuses et des pommes de terre.

Le fructose : un sucre-santé?

Oui, pour celui qui est naturellement présent dans les fruits et légumes… mais la réponse doit être modulée. Le fructose est aujourd'hui massivement utilisé dans l'industrie agroalimentaire pour conserver le goût sucré et remplacer le sucre blanc « perçu négativement par les consommateurs. » Comptez 3 g de fructose dans un bol de céréales du petit déjeuner, 15 g dans une canette de soda et 25 g dans une barre chocolatée de 100 g ! Consommé en excès il peut affecter le foie et le pancréas. Chez l'animal, il favorise à long terme l'apparition d'un diabète.

Les sucres simples

Autrefois appelés « sucres rapides » ce sont de petites molécules qui pourraient théoriquement passer facilement et rapidement dans le sang. On connaît trois sucres simples composés d'une seule molécule :

- **Le glucose** est la molécule énergétique de base pour l'organisme. Rarement rencontré sous cette forme simple dans la nature, il compose en partie le sucre blanc.
- **Le fructose** est naturellement présent dans les fruits, le maïs et le sucre blanc ; il a un pouvoir sucrant plus élevé que le sucre de table. Une assiette de carottes en contient 0,25 mg, une cuillère à café de sucre : 2 g. Il est largement utilisé par les industriels (sirop de maïs) dans les confitures, les céréales du petit déjeuner, les jus de fruits, la bière, les confiseries, les sodas et les barres chocolatées.

• Enfin, **le galactose** est l'un des sucres du lait.
Mis à part le cas des fruits, les aliments ne sont jamais constitués de sucres de ce type. Leurs sucres sont des combinaisons de plusieurs molécules :

• **Le saccharose** ou sucre blanc est composé de deux molécules : une de fructose liée à une de glucose.

• **Le lactose,** sucre du lait, associe glucose et galactose. Présent seulement dans le lait des mammifères, il constitue le seul sucre qu'ingère le nourrisson et lui apporte 40 % de l'énergie.

• **Le maltose** présent dans le malt est l'association de deux molécules de glucose.

Les sucres complexes et la famille des amidons

Ces sucres que l'on disait « lents » sont d'énormes molécules que l'on regroupe sous le nom d'amidons. Ils sont synthétisés par les cellules végétales pour lesquelles ils représentent une forme de réserve d'énergie. Les amidons sont les principaux constituants des tubercules (pommes de terre), des graines de céréales (riz, blé, maïs) et des légumineuses (lentilles, haricots secs, pois chiche, fèves).

Ils sont constitués de centaines voire de milliers de molécules de glucose attachées les unes aux autres de façon plus ou moins complexe. La digestion de ces sucres a longtemps été qualifiée de lente : le glucose libéré par la digestion passait, croyait-on, progressivement dans le sang. C'est la raison pour laquelle on entend encore dire aujourd'hui que le pain ou les pommes de terre sont des « sucres lents ». Ceci, nous le verrons, est faux. Les sucres dits « lents » étaient vus favorablement par les médecins ce qui explique la place importante qu'occupent les féculents dans les recommandations alimentaires actuelles.

Les amidons

Ils sont de deux types :
L'amylose, longue chaîne linéaire de molécules de glucose liées comme les perles d'un collier, prédomine dans le grain de maïs à 70 %. Le riz en contient de 2 % à 28 %. Les aliments les plus riches sont les légumineuses ; les céréales en contiennent 15 à 30 % et les tubercules 17 à 22 %. Digérée lentement, c'est la forme d'amidon la plus favorable à la santé.
L'amylopectine, chaîne complexe, très ramifiée de milliers de molécules de glucose, prédomine dans le blé et la pomme de terre. Elle est digérée rapidement : les aliments qui en contiennent beaucoup se comportent comme des sucres rapides.

Toute l'énergie des sucres

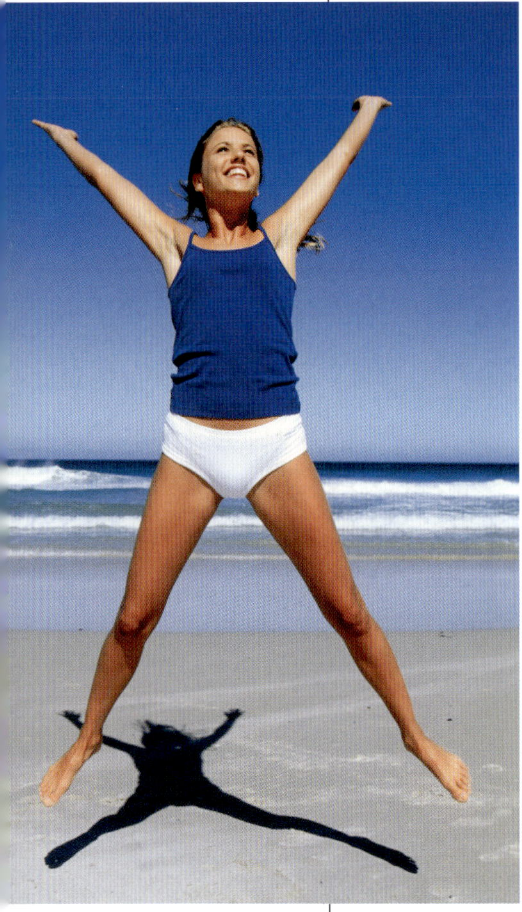

Les glucides sont nos grands fournisseurs d'énergie. 80 à 90 % de l'énergie fournie par les sucres est absorbée sous forme de glucose, seul sucre utilisable par nos cellules. D'où provient cette énergie ? Comment et où se fabrique-t-elle ? À quoi sert-elle ?

Des sucres au glucose

Imaginons que l'on puisse marquer d'un point rouge toutes les molécules de glucose d'une molécule d'amidon (A). Suivons (A) de l'assiette à nos cellules. Des enzymes entrent en action : amylases salivaires et pancréatiques donnent naissance à une grosse chaîne de points rouges, linéaire ou ramifiée selon qu'il s'agisse d'amylose ou d'amylopectine. D'autres enzymes intestinales, les oligo-saccharidases, libèrent les points rouges qui passent dans les vaisseaux sanguins reliant l'intestin au foie. Une petite quantité qui s'arrête dans le foie est assemblée en chaînes de points rouges : le glycogène (forme de stockage des glucides). La majorité passe dans le foie sans s'y arrêter.

Certains sont directement utilisés par les cellules du corps pour les dépenses énergétiques en cours, une partie est stockée dans les muscles (sous forme de glycogène) et l'excès est mis en réserve sous forme de graisse dans des cellules appelées « adipocytes ». La digestion terminée, seul le foie fabrique du glucose à partir du glycogène et le libère dans le sang.

Le sang est uniquement un lieu de passage : le glucose n'y stagne pas jusqu'au repas suivant. Normalement la glycémie à jeun est comprise entre 0,6 et 1 gramme de glucose par litre de sang. Après le repas elle augmente sans dépasser 1,6 g/l.

Du glucose aux calories

Chaque cellule doit produire l'énergie dont elle a besoin pour assurer ses fonctions : fabriquer des protéines, synthétiser des neurotransmetteurs, expulser ses déchets… Un gramme de glucides fournit quatre calories (kcal).

On l'oublie souvent, il n'y a pas que nos muscles qui travaillent !

Le cerveau (100 milliards de neurones) ne représente que 2 % de notre poids mais consomme à lui seul 20 % de l'oxygène que nous respirons et 40 % des glucides que nous absorbons. Plus on se creuse les méninges, plus on a besoin de carburant ! Cet organe, véritable fichier de connaissances, est aussi un régulateur de l'appétit, du sommeil, de la libido, des mouvements, des humeurs, notre centrale des sens (goût, odorat), etc. C'est l'organe « prioritaire » de l'organisme. Quand il a besoin de glucose, il va le puiser dans l'alimentation et se l'approprier au risque de provoquer des carences dans les autres organes.

À quoi sert cette énergie ?

Quand on parle d'alimentation équilibrée, il s'agit d'équilibre énergétique de la ration alimentaire, pour couvrir les dépenses de :
– digestion (10 à 15 %) : nous brûlons de l'énergie pour pouvoir en stocker;
– métabolisme de base (60 %) : respiration, battements cardiaques, tonus musculaire, flux sanguin, maintien de température corporelle, renouvellement des tissus ;
– activité physique (20 à 30 %) : plus on est actif… plus on dépense d'énergie !

Sucre sanguin : ni trop haut, ni trop bas

Les sucres procurent à chacune de nos cellules du glucose par l'intermédiaire de la circulation sanguine. Le taux de sucre sanguin doit évoluer dans des limites étroites au risque de mettre la santé ou la vie en danger.

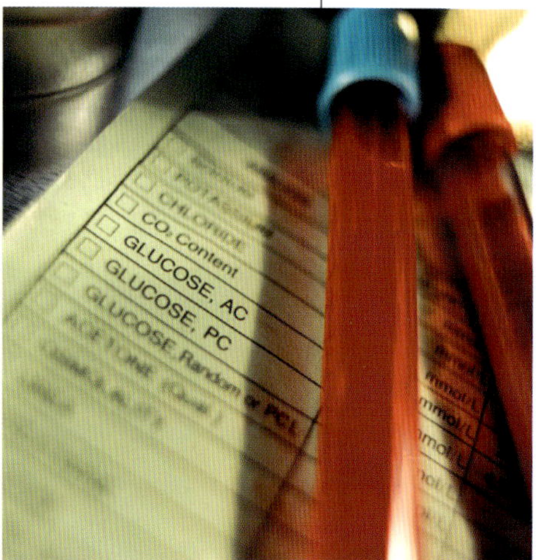

Le rôle clé de l'insuline

Lorsque nous venons de manger, le glucose des aliments est libéré dans le sang, la glycémie augmente. Pour gérer cet afflux de glucose, et le faire pénétrer dans les cellules, l'organisme mobilise une quantité importante d'insuline, hormone sécrétée par le pancréas. Sans elle la glycémie s'élèverait jusqu'à la mort de l'individu. Elle donne l'ordre à certains organes et cellules de capter l'excès de glucose circulant dans le sang : les muscles, le foie et les cellules graisseuses, les adipocytes.

Quand la glycémie devient trop basse, une autre hormone du pancréas, le glucagon ordonne au foie de libérer dans le sang le glucose qu'il stocke. Mais attention à l'hypoglycémie ! Il vous est sans doute arrivé de prendre un repas trop léger ou même de « sauter » un repas et de ressentir quelques heures après des vertiges, des sueurs froides ou encore des palpitations. Ces symptômes de l'hypoglycémie peuvent apparaître lorsque le taux de glucose dans le sang baisse sans être compensé assez rapidement par l'organisme.

Quand les cellules font de la résistance

Quand les pics sanguins de glucose sont trop fréquents et trop importants, les cellules finissent par ignorer les injonctions de l'insuline. On dit qu'elles deviennent résistantes à l'insuline. Un peu trop de glucose stagne alors dans le sang. Le pancréas tente de sécréter de plus en plus d'insuline pour vaincre cette résistance et finit par s'épuiser. Quand le pancréas ne peut plus faire face à la demande, c'est le diabète : « le sucre » stagne dans le sang, et les artères voient leurs parois s'épaissir et se durcir.
De plus l'organisme réagit comme s'il était privé de « sucre » ce qui est exact au niveau de chaque cellule. L'appétit se développe, les quantités d'aliments ingérées augmentent, ce qui favorise l'obésité. Les cellules réclamant du glucose, l'organisme utilise les graisses stockées dans les adipocytes, ce qui entraîne une libération de graisses dans le sang… facteur de risque supplémentaire de maladies cardiovasculaires.

Le rôle méconnu de l'adipocyte

Les éloges vont toujours au pancréas mais nos cellules graisseuses, les adipocytes, jouent un rôle essentiel dans la régulation de la glycémie. Ils captent la majeure partie du glucose en excès et le transforment en graisse de stockage (triglycérides). Une explication au fait que nous grossissons quand nous consommons trop de sucres. Quand les adipocytes sont remplis de graisse, ils perdent leur sensibilité à l'insuline et captent moins de glucose.

La naissance de l'index glycémique

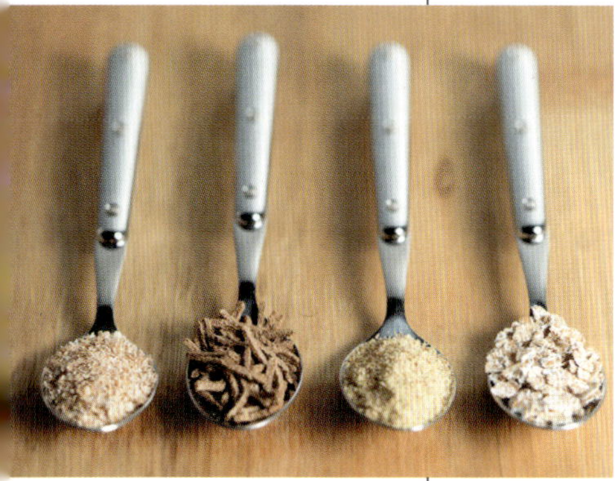

Pendant longtemps les médecins ont parlé de sucres rapides et de sucres lents. Aujourd'hui c'est fini ! On parle d'index glycémique d'un aliment et bientôt on parlera aussi de l'index insulinémique d'un repas.

Des concepts obsolètes : sucre lent et sucre rapide

Pendant plus d'un demi-siècle, on a pensé que les sucres simples étaient rapidement digérés et absorbés. Ils élevaient rapidement, disait-on, le sucre sanguin (glycémie). Mais en réalité cela n'est pas tout à fait vrai. Si le glucose entraîne une augmentation brutale du sucre sanguin, le fructose a peu d'effet sur la glycémie. Le sucre blanc, mi-glucose, mi-fructose a un effet mitigé.

Les sucres complexes, eux, étaient censés être lentement digérés. Mais là encore, on sait que c'est faux. Parce qu'il est broyé et cuit, l'amidon des céréales est très rapidement décomposé par les enzymes spécialisées du système digestif. Elles en détachent les molécules de glucose qui passent très vite dans le sang. D'où une augmentation de la glycémie qui est supérieure à celle que l'on observe avec du sucre blanc ! Il en va de même de l'amidon des pommes de terre, surtout si elles sont transformées (frites, chips, purée).

La théorie des « sucres lents » et des « sucres rapides » ne considérait les aliments que sous leur forme chimique sans prendre en compte leurs effets biologiques. Cette distinction qui ne repose sur aucune réalité physiologique ne devrait plus être employée.

Les nouveaux concepts : l'IG et l'II

Une meilleure connaissance des mécanismes de la digestion a donc balayé les vieilles classifications. La réponse de l'organisme varie selon la nature des glucides, leur source, leur mode de préparation, la forme physique sous laquelle ils sont consommés. On a ainsi établi un index plus conforme à la réalité, qu'on appelle index glycémique (IG).

L'IG remplace et clarifie les notions de sucres lents et rapides. Il définit **la rapidité de passage dans le sang** mesurée par l'élévation de la glycémie après le repas et non pas en fonction de la taille de la molécule. Les aliments dont l'IG est élevé font grimper brutalement la glycémie. Ceux dont l'IG est bas ont un effet moins marqué sur le sucre sanguin.

Le concept d'IG a été développé en 1981 par David Jenkins (université de Toronto, Canada) à la suite d'études qui laissaient entendre que les aliments digérés lentement (IG bas) pourraient aider à prévenir le diabète et les maladies cardiovasculaires. À l'inverse, les aliments qui entraînent une élévation rapide et massive du glucose sanguin (IG élevé) sont soupçonnés depuis quelques années de jouer un rôle dans ces maladies.

Récemment, Janette Brand-Miller, de l'université de Sydney (Australie) a introduit l'idée d'un index insulinémique (II) des aliments. Il s'agit non plus de s'intéresser à l'élévation du sucre sanguin mais à celle, plus intéressante, de l'insuline, l'hormone sécrétée par le pancréas en réponse à l'augmentation de la glycémie. Un premier classement des aliments selon leur II a été publié récemment.

Comment mesure-t-on l'IG d'un aliment ?

Pour calculer un IG, on donne à des volontaires un aliment contenant 50 g de glucides. Le glucose sanguin est mesuré toutes les 30 minutes pendant 3 heures. La surface sous la courbe de glucose sanguin en fonction du temps est comparée à celle qui provient de l'ingestion d'un aliment de référence, généralement glucose ou pain blanc. Les aliments riches en fibres (lentilles, pois, haricots, boulgour) ont un IG assez bas car les fibres solubles forment une espèce de gel dans l'intestin, et freinent le passage du glucose. Les aliments raffinés (pain, riz, gâteaux) ont un IG élevé. L'index du sucre n'est pas aussi élevé qu'on pourrait le croire. Mais comme il est souvent consommé hors des repas (café, thé, sodas, barres chocolatées, confiseries), il contribue à la surcharge glycémique.

L'index glycémique en pratique

Les glucides procurent du glucose de manière douce ou brutale. Grâce à leur IG découvrons les « vrais et les faux sucres lents » et les aliments à privilégier pour économiser notre pancréas.

L'IG des aliments

Un même aliment peut avoir un IG différent selon sa forme physique : la pomme de terre coupée en dé voit son IG augmenter de 25 % lorsqu'elle est écrasée en purée. Le mode de cuisson intervient également : plus la cuisson est longue, plus l'index glycémique est élevé (pommes de terre cuites à l'eau dans leur peau IG 65, pommes de terre cuites au four IG 95).

Un aliment à index glycémique élevé demande une forte sécrétion d'insuline par le pancréas et le sollicite donc énormément. On comprend très bien que si le pancréas est trop sollicité, et

Aliments à IG élevé	
Glucose	100
Pomme de terre au four	95
Pain de mie	95
Purée de pomme de terre	90
Miel	90
Carottes	85
Corn flakes, pop corn	85
Sucre (saccharose)	75
Pain blanc	70
Céréales raffinées sucrées	70
Barres chocolatées	70
Pommes de terre bouillies	70
Biscuits	70
Maïs	70
Riz blanc	70
Pain bis	65
Betterave	65
Banane	60
Confiture	55
Pâtes blanches	55

La charge glycémique

L'IG présente au moins une limite : il ne tient pas compte de la quantité de sucre présent dans l'aliment. On préfère donc parler de charge glycémique qui se calcule en multipliant l'IG de l'aliment par sa teneur en glucides. Ainsi, on prend en considération la quantité totale de sucre apportée et pas seulement la rapidité d'absorption de ce sucre. Une carotte cuite a un IG élevé, mais si l'on n'en mange qu'une, son influence sur le sucre sanguin est minime.

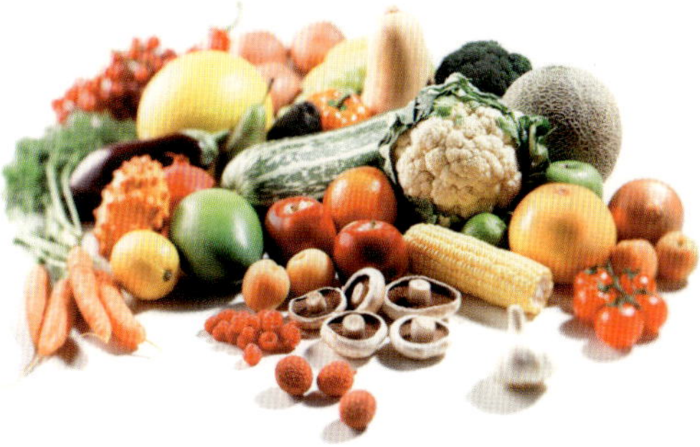

Le trio gagnant

Fruits et légumes frais et secs, céréales complètes. Pourquoi ne pas remettre à l'honneur sur la table les fruits, les légumes, les pâtes, pain et riz complets, les lentilles, les haricots secs aliments privilégiés de nos grands-parents et aujourd'hui largement boudés ?

cela pendant des années, il puisse se fatiguer et finir par ne plus en produire du tout.

Vrais et faux sucres lents

Regardez bien le tableau et vous noterez que des aliments encore qualifiés de « sucres lents » comme les céréales du petit déjeuner de type corn flakes, la baguette (pain blanc) et les pommes de terre ont un IG très élevé. Notez que les pâtes ont un IG bas, on va les privilégier mais de préférence complètes.

Plus un aliment est riche en fibres, plus son IG est bas donc plus il économise le pancréas. Il suffit de comparer le pain complet (IG 50) et le pain blanc (IG 70) ou les pâtes complètes (IG 40) avec les pâtes blanches (IG 55). Autrement dit plus un aliment est modifié industriellement plus son IG augmente. Le raffinage entraîne une augmentation d'IG.

En revanche le fructose, sucre simple des fruits a un IG faible, tout comme les lentilles.

Aliments à IG bas	
Pain complet	50
Riz complet	50
Petits pois	50
Céréales complètes natures	50
Flocons d'avoine	40
Jus de fruit frais sans sucre	40
Pain de seigle complet	40
Pâtes complètes	40
Haricots rouges	40
Pois secs	35
Pain intégral	35
Laitages	35
Haricots secs	30
Lentilles	30
Pois chiches	30
Pâtes intégrales	30
Fruits frais	30
Chocolat noir	22
Fructose	20
Soja	15
Légumes verts, tomate, citron, champignons	15

Quand le glucose devient toxique

Le glucose n'est pas aussi innocent qu'on le pensait. Il est impliqué dans des processus d'altération et de dégradation de l'organisme comme la glycation et la génération de radicaux libres. Ce double mécanisme est connu sous le terme de glycoxydation.

Cuisson à « petit feu » de l'intérieur : la glycation

Observez un morceau de viande qui cuit dans une poêle : il « brunit ». Le glucose réagit avec les protéines de la viande et la chaleur accélère considérablement la réaction. Le glucose peut en effet s'attacher à des protéines mais aussi à l'ADN, support de notre code génétique, et aux lipides dans des réactions dites de glycation. Les ponts glucose-protéines furent découvert en 1912 par Louis-Camille Maillard. Il a fallu attendre les années 1970 pour que les biologistes acceptent le fait que ces réactions peuvent se produire dans l'organisme. Le complexe « sucre-protéine » entraîne des réactions en chaîne aboutissant à des composés appelés AGE *(advanced glycation endproducts)* qui sont soupçonnés de favoriser des maladies chroniques.

Le pontage des protéines du collagène, par exemple, contribue à la rigidité et à la perte d'élasticité des tissus, ainsi qu'à l'épaississement de la paroi des capillaires observés dans le diabète et le vieillissement. Les AGE sont capables aussi d'engluer des molécules du sang

« Les radicaux libres et les virus sont au XXe siècle ce que les microbes et les parasites furent au XVIIe » **Daniel Kieffer, *L'Homme empoisonné* (1993).**

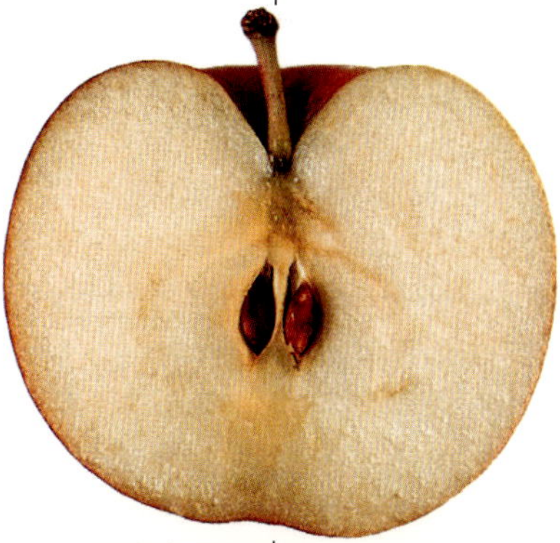

comme l'albumine, les anticorps, le cholestérol. Ils contribuent au développement de l'athérosclérose mais aussi à la cataracte.
Plus on ingère de glucides à IG élevé, plus on produit d'AGE.

Formation de radicaux libres

Une partie de l'oxygène que nous respirons donne naissance à des molécules particulièrement agressives et instables : les radicaux libres, des poisons pour l'organisme. Les protéines dénaturées par le glucose peuvent réagir avec l'oxygène pour former ces radicaux libres. Si les radicaux libres sont trop nombreux, ils détruisent plus de cellules que l'organisme ne peut en fabriquer, c'est le processus de vieillissement. Dans certaines conditions ce processus dépasse les normes physiologiques : on parle de stress oxydatif
Les radicaux libres peuvent alors s'attaquer au support du code génétique et provoquer des cancers. Ils peuvent oxyder le cholestérol et entraîner un rétrécissement des artères qui conduit à l'infarctus. Au total, les radicaux libres sont impliqués dans une centaine de maladies parmi lesquelles Alzheimer, les cataractes et la dégénérescence de la rétine, les rhumatismes, etc.

Voilà pourquoi il est important d'éviter les aliments à IG élevé.

L'oxygène, certes vital, mais...

L'oxygène que nous respirons est indispensable à la vie mais il est également « générateur » de radicaux libres. La combustion des sucres (et des graisses) qui nous donne notre énergie est malheureusement incomplète ; 5 % de cette énergie se dissipe alors dans l'organisme sous forme de radicaux libres, des molécules qui possèdent un électron libre et sont toujours à la recherche de leur équilibre. Le radical libre va tenter de capter l'électron qui lui manque ou se débarrasser de son électron supplémentaire, en dénaturant des cellules saines. L'organisme vieillit à cause d'un phénomène d'oxydation exactement de la même façon qu'un outil « rouille » ou qu'une demi-pomme « brunit » à l'air !

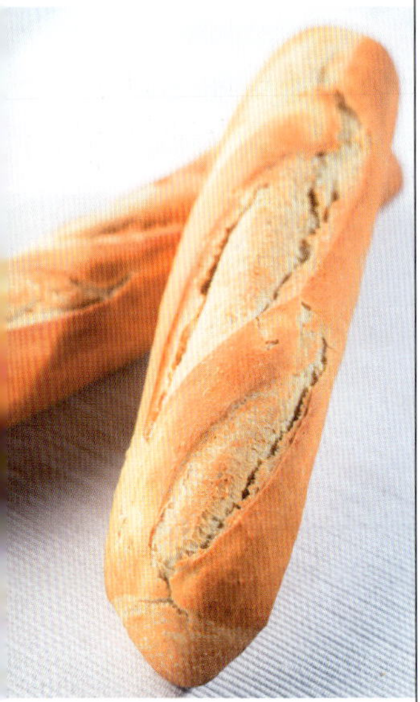

LES NOUVEAUX SUCRES

Le pain blanc et la biscotte

Nos sources naturelles de glucides sont les mêmes que celles de nos ancêtres du Néolithique (céréales). C'est l'aspect « nature » qui a changé. L'industrie agroalimentaire a créé de toutes pièces de drôles d'aliments.

Quel traitement va subir notre petit grain de blé avant de trôner dans notre assiette ? Broyé, raffiné, en fait dénaturé et dévitalisé, il devient une vraie bombe (à glucose)… à retardement !

Composition du pain pour 100 g

	Pain blanc	Pain complet
Calories	255 kcal	230 kcal
Glucides	55 g	50 g
Calcium	20 mg	50 mg
Magnésium	30 mg	90 mg
Vit. B1	0,06 mg	0,3 mg

Notre « baguette bien blanche »

Le pain blanc connaît après la guerre un immense succès. Il remplace le « pain noir », le pain complet qui rappelle la misère, la faim mais qui est plus riche en vitamines et minéraux. Le grain de « blé tendre complet » est envoyé au moulin industriel qui le broie et sépare les « issues » de la farine. Le blutage est la première séparation du son et de la farine. Les fibres bénéfiques disparaissent ! La mouture et le raffinage finissent le travail : envolés les précieuses vitamines, les minéraux et les oligoéléments !
Le pain complet est fabriqué à partir de farine complète extraite à 98 % (98 kilos de farine issus de 100 kilos de blé). Le pain blanc est fabriqué à partir de blé dont le taux d'extraction est de 75 %. Notre grain de blé

« déshabillé » met « à nu » son amidon : il est plus pauvre en sels minéraux, en oligo-éléments. Il contient cinq fois moins de vitamine B1 et de fibres. Pourtant, plus de 95 % des achats de pain portent aujourd'hui sur la « baguette », un aliment dont l'intérêt nutritionnel est très faible.

La biscotte

En 1903, Charles Heudebert (1872-1945), un boulanger de Nanterre, a l'idée de griller son pain de mie invendu et de le débiter en tranches. La biscotte est née. Récemment des multinationales ont relancé la biscotte, avec les pains grillés, « la Craquotte » nom commercial désignant un produit céréalier « aéré et croustillant » obtenu par un procédé de cuisson-extrusion emprunté à l'industrie des matières plastiques. La biscotte et les pains grillés, mélanges de farine, d'eau, de sel et de levure (comme le pain) contiennent en plus du sucre et de la matière grasse. Le sucre ajouté permet une fermentation progressive et régulière, la matière grasse favorise la formation d'alvéoles fines et régulières.

Le raffinage rend les glucides plus rapides

Non seulement le raffinage élimine la plupart des nutriments, mais il transforme les céréales en sucres rapides car il augmente leur index glycémique. En effet, les enveloppes contenant l'amidon sont éliminées, les molécules de glucose sont plus accessibles et le travail des enzymes digestives se trouve facilité. Elles libèrent à une vitesse record les molécules de glucose qui composent l'amidon, ce qui entraîne une élévation rapide du sucre sanguin.

Comme tous les aliments à IG élevé, pain blanc et biscottes élèvent le sucre sanguin environ 30 minutes après avoir été consommés. Mais une heure plus tard, le niveau de sucre sanguin chute en deçà du taux de base. C'est ce qu'on appelle l'hypoglycémie réactionnelle. Cette hypoglycémie est généralement modérée, mais elle peut affecter aussi bien les performances physique et mentale que la sensation d'énergie.

Des pesticides trop largement répandus

L'intensification des méthodes de production agricole a conduit à l'utilisation massive d'engrais et de pesticides chimiques. En 2000, sur 68 échantillons de farine de blé examinés par la Direction générale de la concurrence, la consommation et la répression des fraudes (DGCCRF), seuls 7 ne présentaient aucun résidu de pesticides.

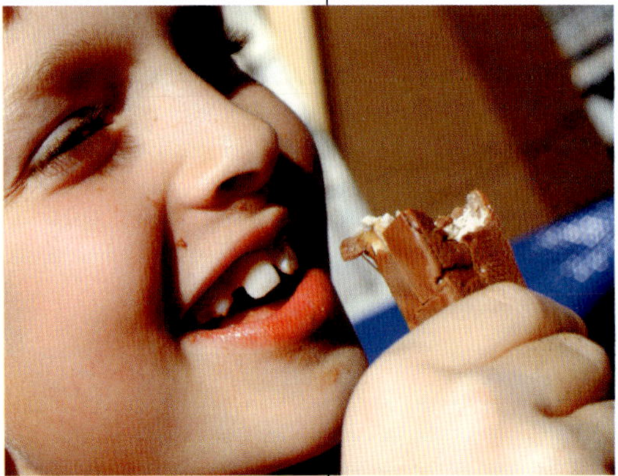

Céréales du petit déjeuner et snacks

Ces « nouveaux aliments » élèvent brutalement le sucre sanguin. Il faudrait les consommer avec modération.

Les céréales du petit déjeuner

À la fin du XIXe siècle, les États-Unis ont les premiers eu l'idée de préparer des céréales pour le petit déjeuner. Puis les pays scandinaves et la Grande-Bretagne les imitèrent. Le « müesli » naît en Suisse en 1906. En France, la consommation ne débute qu'au début des années 1980 et a décuplé en dix ans. Avant d'arriver sous forme de pétales soufflés dans notre bol, les grains sont écrasés, chauffés, pulvérisés, tellement transformés que le résultat n'a plus grand chose de commun avec la matière première de départ.

Les corn-flakes, dits pétales de maïs, sont fabriqués par le procédé d'extrusion. La farine de maïs est introduite dans un récipient chauffant dans lequel tourne une vis. Le récipient est équipé d'orifices par lesquels on peut introduire des colorants, des arômes. À la sortie, la pression est très élevée et la pâte obtenue peut être façonnée selon la forme désirée. Pour ces raisons, les corn-flakes ont un IG élevé et ne sont pas des aliments parés de toutes vertus, comme les industriels voudraient nous le faire croire.

Le snacking qui monte, qui monte

Aux États-Unis, le pourcentage d'enfants qui « snackent » est passé de 80 à 90 en 20 ans et des chercheurs américains pensent que les goûters ou snacking sont l'une des raisons majeures pour lesquelles les enfants des pays développés sont de plus en plus gros. Ils sont surtout consommés par les adolescents et les femmes. Ils représentent déjà 43 % des glucides chez les femmes adultes et autant chez les 15-24 ans.

Les snacks

Les « snacks » sont des aliments « facultatifs » à forte charge énergétique, consommés en dehors des repas, qui ont un rôle important dans le bilan énergétique car ils modifient les signaux de la faim et de la satiété. On distingue les aliments sucrés (confiseries, boissons), les sucrés-gras (chocolats, gâteaux, glaces) et les amidons rapides (chips). Sachez qu'un cône glacé équivaut à 5 morceaux de sucre, une barre chocolatée à 6, une canette de coca à 7, 50 g de bonbons à 10 et une tablette de chocolat noir, au lait ou blanc équivaut à 12 morceaux de sucre. Les confiseries et le chocolat dits « sans sucre » contiennent la même quantité de glucides, le plus souvent sous forme de fructose, que les produits standards.

Le snacking

Les tentations sont présentes toute la journée : en faisant les courses au supermarché, en ouvrant le réfrigérateur ou les placards qui débordent de victuailles, en regardant la télévision. La publicité nous influence, nous conditionne en nous matraquant de « spots » plus alléchants les uns que les autres.

Les messages publicitaires valorisent les « soi-disant » bons déjeuners, bons goûters et bons desserts pleins d'énergie pour nos bambins. Ils incitent au « snacking », le grignotage de produits céréaliers et/ou sucrés en dehors des repas, et ils sont bien entendu diffusés dans les programmes pour enfants. Ils proposent des petits conditionnements faciles à glisser dans la poche ou dans le cartable.

Trop de snacking entre les repas !

Selon l'enquête INCA de consommation alimentaire conduite en France en 1999, les Français adoptent le mode alimentaire anglo-saxon : augmentation du grignotage entre les repas. Au lieu de consommer des fruits, des oléagineux secs, 81 % des adultes et 66 % des enfants mangent du chocolat. Ensuite des viennoiseries, pâtisseries, biscuits, confiseries, jus de fruits et sodas. Des produits fortement transformés, sucrés, à forte valeur ajoutée qui loin de calmer l'appétit ne font que l'attiser.... et les industriels connaissent parfaitement bien ces phénomènes.

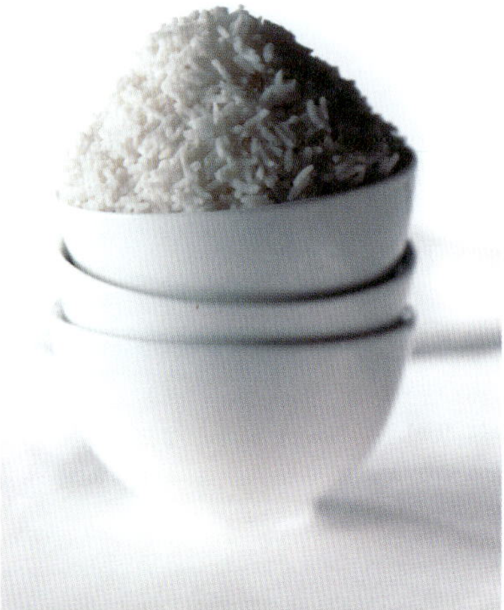

Le riz « bien blanc » et même à cuisson rapide !

Céréale la plus consommée dans le monde, le riz nourrit la moitié de l'humanité. Pourtant nous n'avons pas hésité à le dépouiller, lui aussi, de ses éléments nutritifs et de ses fibres.

Le riz cuisson rapide

L'amidon se présente sous deux formes : amylose et amylopectine. L'amylose (normalement 20 à 30 % de l'amidon des aliments) est une simple chaîne de molécules de glucose. L'amylopectine, chaîne plus complexe, présente des branches qui permettent aux enzymes digestives d'attaquer le glucose de plusieurs côtés à la fois. De nombreuses céréales sont sélectionnées génétiquement pour que leur contenu en amylose soit bas (moins de 5 %) et celui en amylopectine élevé. C'est le cas de certains riz, notamment ceux qui servent à la cuisson rapide, digérés encore plus rapidement que le riz blanc « normal » !

Le produit obtenu par le riziculteur, « le paddy », est impropre à la consommation car encore enveloppé par des glumes très dures. Le décorticage qui dégage le paddy de ses enveloppes permet d'obtenir le riz cargo appelé riz brun ou riz complet qui subira une opération mécanique de blanchiment pour perdre sa dernière enveloppe et donner le « riz blanchi » puis « poli ».

Riz complet plus nutritif

Le riz complet est plus riche que le riz blanc en vitamines B1, B2, B3 ainsi qu'en magnésium, potassium, fer : il en contient en moyenne trois à cinq fois plus. Le riz poli cuit ne contient plus du tout de vitamines ! Le son du riz, comme celui de toutes les céréales, est constitué de fibres dures (cellulose) qui favorisent le transit intestinal. Elles sont capables d'absorber jusqu'à six fois leur poids d'eau. Les fibres jouent un rôle de ballast : en augmentant le volume des selles, elles accélèrent le transit intestinal et facilitent l'élimination fécale. La membrane de chaque grain de riz complet est riche en fibres et en éléments nutritifs. Mastiqués puis broyés dans l'appareil digestif, ces nutriments sont destinés à traverser le côlon. Les muscles du côlon vont s'activer doucement, dans un lent mouvement péristaltique qui se déclenche afin de diriger la nourriture tout le long de l'intestin, assurant ainsi une totale propreté des parois et l'élimination des déchets, tout en supprimant des risques de formation bactérienne.

Une bouillie visqueuse

La faible quantité d'éléments nutritifs du riz blanc sera détruite par la cuisson et il ne restera qu'une quantité d'amidon gluant. Cette bouillie visqueuse, pauvre en fibres, ne s'attarde pas dans l'estomac et atteint le côlon sans déclencher les contractions péristaltiques. Lentement, en adhérant à la paroi intestinale, elle laisse sur son parcours des résidus qui vont se décomposer, causer la formation de bactéries et engendrer une réaction de l'organisme pour lutter contre cette menace d'infection. Durant tout le processus de digestion, ce riz blanc est susceptible de causer des problèmes : risque de déficit mais aussi de diverticulite, de côlon irritable ou même de cancer !

Ce scénario risque de se renouveler quotidiennement et même parfois très longtemps, chez une personne qui se nourrit exclusivement d'aliments raffinés comme le riz blanc, la farine blanche, les plats précuits et qui consomme peu de légumes et de fruits (eux aussi riches en fibres).

Indispensable vitamine B1

La vitamine B1 est indispensable à la transformation des glucides.
Les céréales complètes sont « bien armées » en vitamine B1, elles « s'autosuffisent » pour transformer leur amidon, ce qui n'est pas le cas des céréales raffinées. Pour transformer l'amidon de ces dernières, il faudra puiser la vitamine B1 ailleurs, c'est-à-dire dans la levure de bière, les abats, les légumineuses (lentilles, etc) autant d'aliments largement boudés par les Français.

Boissons sucrées et jus de fruits : gare aux IG !

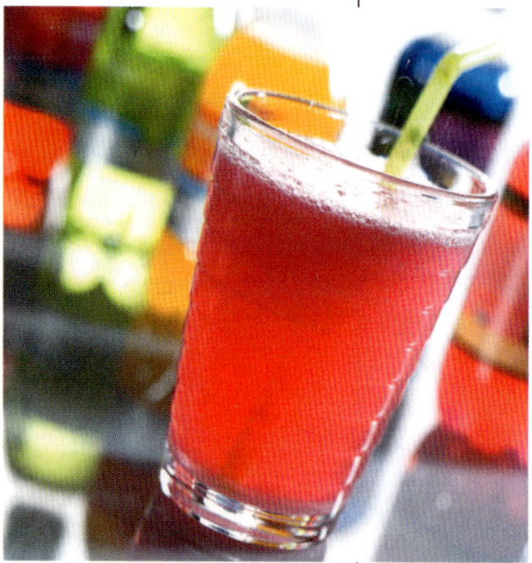

Apport en sucre en g/200 ml		IG
Orange pressée	20 à 24	57
Jus de pomme naturel	20 à 26	40
Jus de raisin naturel	24 à 36	50
Limonade	16 à 20	70
Soda	18 à 26	68
Cola	20 à 26	63

Les sodas et les jus de fruits sont très appréciés des enfants mais ils apportent beaucoup trop de sucre.

Que de sucre dilué !

Les boissons dites « rafraîchissantes » : limonades, sodas, bitters, toniques, colas contiennent entre 80 et 150 grammes de sucre par litre : du saccharose, du sirop de glucose introduits industriellement. 25 cl de boisson sucrée au saccharose apporte environ 120 calories. Une canette de Coca Cola de 33 cl équivaut à 7 morceaux de sucre et les jus de fruits « sans sucre ajouté » contiennent la totalité du sucre du fruit soit une équivalence de 5 morceaux de sucre pour une briquette de 20 cl. L'IG du soda orange (68) et du coca cola (63) sont élevés. Ces boissons augmentent fortement et rapidement le sucre sanguin (elles sollicitent énormément le pancréas) et comme elles sont acides (pH voisin de 3), elles sont en plus déminéralisantes !

La pomme fruit (IG 36) transformée mécaniquement en jus de pomme « sans sucre ajouté voit son IG grimper à 41 ; même constat pour l'orange (IG 43) en jus (IG 57). L'effet n'est plus le même au niveau du sucre sanguin et de la sécrétion d'insuline !

Il y a sucre et… sucre !

Pour remplacer le sucre blanc mal perçu par les consommateurs, les industriels rajoutent massivement du fructose sous forme de sirop de maïs dans les jus de fruits et les sodas. Contrairement au glucose (IG = 100), le fructose (IG = 20) ne fait pas « monter » l'insuline ce qui explique son succès (même chez les diabétiques !). Ce sucre, sous des faux airs « de sucre santé », ne présente pas que des avantages. Consommé en trop grande quantité il peut entraîner colites et diarrhées. On suspecte également qu'il ait un rôle néfaste sur le foie et le pancréas. Il entraîne une résistance à l'insuline chez l'animal (processus qui conduit au diabète) et ne devrait pas être rajouté aux aliments. Comptez 15 g de fructose dans une canette de soda.

Parallèlement, depuis 1988, le marché des boissons basses calories est en pleine expansion. À la place du sucre traditionnel l'industrie utilise un ou deux édulcorants de synthèse. Ils n'apportent pas de calorie ou plus exactement l'apport est très faible compte tenu des petites quantité utilisées. 20 mg d'aspartame sucrent autant qu'un morceau de sucre de 5 g. Une boisson au cola apporte 100 g de sucre par litre soit 400 kcal alors que son homologue « light » n'en apporte pas (1 kcal) !

Ne confondez pas « light » et « sans sucre ajouté » !

Pour tout comprendre et débusquer « les faux sucres », tournez la page !

Des « Judas » pour les os et articulations

Les boissons sucrées sont « génératrices d'acide » : le sucre blanc (saccharose) provoque de nombreuses fermentations intestinales, l'acide phosphorique du coca cola, l'extrait de citron ou d'orange des sodas, l'extrait de quassia des bitters, l'extrait de quinine des toniques. L'organisme pour neutraliser cet apport acide soutire du calcium aux os, aux articulations et aux dents pour former des sels de calcium neutres. Ces sels insolubles vont petit à petit se déposer dans les articulations et former des cristaux qui « grippent » les rouages articulaires et provoquent des douleurs. La cause réelle et primaire de tous les rhumatismes est l'acidité. Consommez les boissons sucrées avec modération !

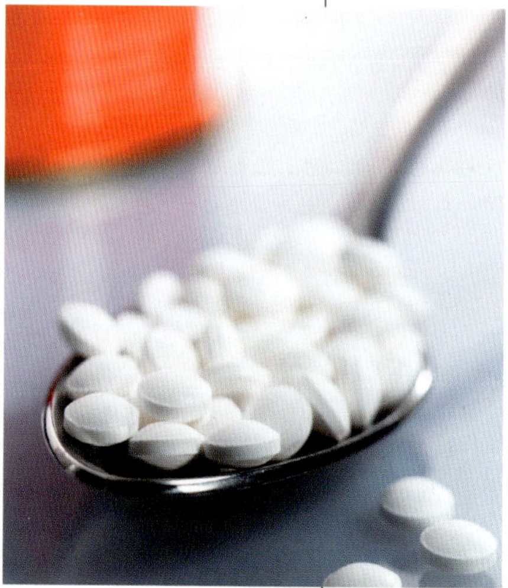

La vérité sur les « faux sucres »

Les États-Unis ont créé dans les années 1970 une puissante industrie d'édulcorants. Des boissons light aux confitures allégées, les édulcorants ont aujourd'hui envahi nos supermarchés. Que sont ces produits chimiques donnant un goût sucré ? Sont-ils dangereux pour la santé ?

L'aspartame cancérogène ?

Une rumeur revient régulièrement sur les édulcorants de synthèse et plus particulièrement sur l'aspartame : cancer du cerveau, épilepsie, Alzheimer menaceraient les consommateurs réguliers ! Les scientifiques le sauraient mais l'étoufferaient ! De nombreuses études ont été faites depuis des années. Lorsqu'elles ont démontré des dangers, le produit a été retiré du marché. Aucune contre-indication n'a jamais été formulée contre l'aspartame, si ce n'est le risque d'hypoglycémie mais il existe avec tous les édulcorants. La présence de phénylalanine fait qu'il est contre-indiqué en cas de grossesse, car il existe une maladie congénitale rare (phénylcétonurie) qui est une intolérance à la phénylalanine.

Que sont-ils ? Où se cachent-ils ?

• **Le fructose,** fabriqué à partir d'amidon de maïs et que nous avons présenté sous ses faux airs de sucre santé, se cache dans les céréales du petit déjeuner, les confitures, les sodas, les barres chocolatées. Il s'appelle isoglucose. Pour un goût sucré équivalent, il fournit 30 % de calories en moins que le saccharose.

• **Les polyols** sont des substances présentes à l'état naturel dans de nombreux fruits et légumes et s'appellent : sorbitol (fruits), mannitol (olive, figue, céleri), xylitol (framboise, légumes, champignons). Chimiquement, ce ne sont pas vraiment des sucres mais ils ont un fort pouvoir sucrant. Leur grand intérêt est d'être non cariogène et comme leur extraction n'est pas rentable, on les fabrique chimiquement pour les introduire dans les chewing-gums « sans sucre ».

N'étant pas entièrement absorbés dans l'intestin, ils apportent moins de 4 calories au gramme (2,4 cal/g). Leur pouvoir sucrant (PS O,6 à 1,3) est proche du saccharose, qui sert de référence(PS = 1).

• **Les édulcorants** intenses, vous les connaissez bien sous forme de « sucrettes » de saccharine, d'aspartame. Ils possèdent un PS très élevé « sans les calories » car on les utilise en très petites quantités. L'acésulfame K et l'aspartame sont souvent associés depuis 1988 dans les boissons sucrées et les jus de fruit « light ». L'aspartame se cache aussi dans les laitages, desserts et entremets, glaces et sorbets, confiseries, chocolat.

Les édulcorants sont-ils utiles ? dangereux ?

Ils ne répondent à aucun besoin physiologique mais leur « saveur sucrée » flatte nos papilles. L'apport calorique étant moindre, à goût sucré équivalent, ils donnent surtout bonne conscience !

La saccharine découverte en 1879 fut accusée d'être cancérigène mais aucune étude ne l'a vraiment prouvé. Les polyols, puisqu'ils ne sont pas totalement absorbés, arrivent intacts dans le côlon où ils fermentent, provoquant un appel d'eau parfois responsable de ballonnements, douleurs ou diarrhées. Déconseillés aux petits enfants, ils ont été interdits dans les boissons sucrées et sont à consommer avec modération !

Le fructose fabriqué industriellement entraîne probablement à long terme une résistance à l'insuline et pourtant il est conseillé aux diabétiques.

Plusieurs études ont démontré que les édulcorants déclenchaient une petite sécrétion d'insuline. La saveur sucrée envoie un signal au cerveau répercuté au pancréas qui sécrète de l'insuline. Celle-ci passe dans le sang et fait son travail : elle incite le glucose sanguin à être utilisé. Le résultat est que l'on peut ressentir une « petite faim » puisque la glycémie est abaissée, fringale que l'on apaise en grignotant. L'emploi d'édulcorant de synthèse lors d'un régime amaigrissant n'est peut-être pas la meilleure chose qui soit.

Apprenez à lire l'étiquette !

Pour les débusquer, pas de secret, il faut connaître leur code.

Aspartame	E 951	PS = 200
Acésulfame de potassium	E 950	PS 100 à 200
Saccharine	E 954	PS = 400
Sorbitol	E 420	PS = 0,55
Mannitol	E 421	PS = 0,55
Xylitol	E 967	PS = 1

LES SUCRES :

BONS OU MAUVAIS POUR LA SANTÉ ?

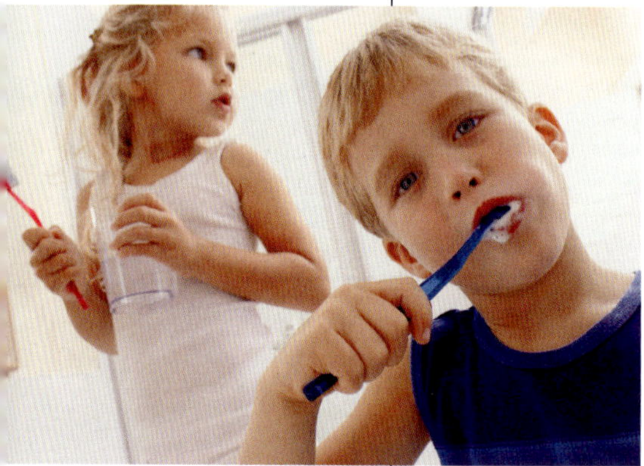

Des sucres, des céréales et des caries

La carie, une maladie de la dent, est apparue il y a dix mille ans avec l'introduction des céréales et du sucre dans l'alimentation humaine. Aujourd'hui, c'est un fléau qui touche 95 % des enfants français.

Le fluor, l'ami des dents

La présence de fluor dans l'eau de boisson (1 mg/l) permet, avec un brossage régulier des dents, de diminuer la fréquence des caries. Le fluor favorise la formation des cristaux d'apatite, réduit la solubilité de l'émail et empêche certaines réactions des bactéries conduisant à des acides. Lorsque l'eau du robinet n'est pas fluorée, il est conseillé d'utiliser un dentifrice au fluor.

Le sucre, ennemi de la dent

Ce sont des germes naturellement présents dans la bouche qui, en réaction avec le sucre, sont à l'origine des caries. Ils utilisent le sucre pour former des sucres insolubles qui contribuent à la formation de la plaque dentaire. D'autre part, ces germes mêlés au sucre donnent naissance à des acides forts qui solubilisent les cristaux d'apatite de l'émail et permettent la pénétration du sucre et des bactéries dans l'orifice ainsi formé. La salive combat ce phénomène en neutralisant l'attaque acide mais s'il n'y en a pas assez, le mécanisme de neutralisation est débordé. Le risque de carie est proportionnel au temps de contact du saccharose et à son degré de solubilisation.

Plus les aliments sont liquides ou plus ils séjournent longtemps dans la bouche (nougat, boissons sucrées), plus ils sont cariogènes. Dites non au « bonbon du soir » d'autant que le sommeil tarit la sécrétion salivaire. La prévention est primordiale et passe par un brossage de dents après chaque repas pour éliminer la plaque dentaire et par le fluor qui renforce l'émail.

L'amidon fragilise l'émail

La carie est également liée à un déséquilibre acido-basique de l'organisme dans lequel l'amidon des céréales joue un rôle important. Notre régime alimentaire riche en céréales, laitages, sel et sucre est fortement acidifiant. Les céréales à elles seules contribueraient à 40 % de cette charge acide. L'organisme pour neutraliser l'acide puise des minéraux (dont le calcium) dans les dents et cette déminéralisation de la dent favorise l'apparition de la carie. Chaque prise alimentaire apporte en général du sucre et de l'amidon. L'acidité qui s'ensuit peut persister pendant trois à quatre heures, augmentant le risque de déminéralisation de l'émail. Si le brossage n'est pas possible, il est intéressant de stimuler le flux salivaire par un moyen mécanique tel que la mastication d'un chewing-gum sucré aux polyols.

Chewing-gum « sans sucre » ?

Sa mastication quadruple la production de salive qui neutralise les acides produits par les bactéries de la plaque dentaire et stimule la transformation des sucres insolubles en sucres solubles capables d'être éliminés rapidement. La salive intervient aussi dans la minéralisation de l'émail grâce aux ions qu'elle contient. Le chewing-gum est souvent « sucré »au xylitol, seul polyol favorisant la minéralisation de la dent et capable d'empêcher la prolifération des bactéries.

La carie, troisième fléau mondial

Dès l'âge de trois ans, 1 enfant sur 3 est touché, à neuf ans, 9 sur 10 ont plusieurs dents cariées. À 18 ans, 99 % des adolescents sont porteurs de caries. Chez l'adulte la moitié des extractions dentaires sont dues à une carie. C'est d'abord une tâche qui apparaît sur l'émail et dans les cas les plus graves, l'extraction s'impose car la cavité formée constitue une véritable porte ouverte à l'infection microbienne qui se propage. Celle-ci peut entraîner de multiples complications graves : cardiaques, ophtalmologiques, hépatiques, articulaires.

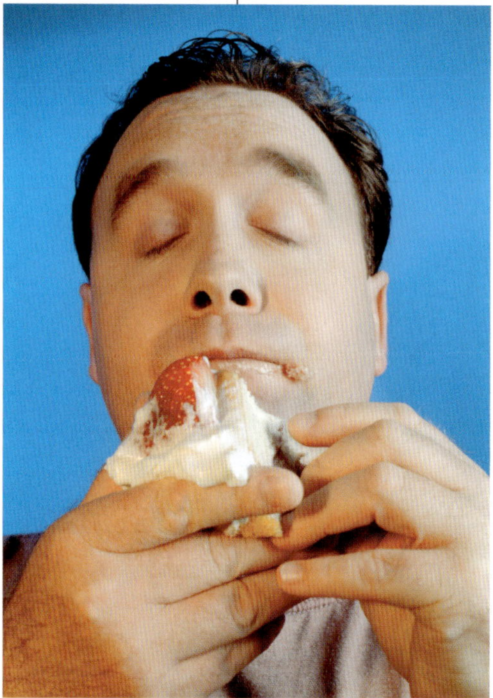

Sucres et fringales

Nous savons aujourd'hui qu'il existe un lien étroit entre le glucose, l'insuline et des messagers chimiques du cerveau impliqués dans le contrôle de l'humeur… et de l'appétit.

La régulation de l'appétit

L'appétit, c'est l'envie de manger un aliment ou un groupe d'aliments défini, en général apprécié et associé à une notion de plaisir. Parmi les saveurs perçues par l'homme, la saveur sucrée est la seule liée à une notion de plaisir.

La faim se manifeste quand les cellules du cerveau commencent à manquer de glucose. Seize études ont étudié les effet de l'index glycémique (IG) sur l'appétit. La plupart montrent que les aliments qui libèrent leur glucose lentement (IG bas) réduisent plus la sensation de faim dans les heures qui suivent que les aliments à IG élevé.

Faim et satiété

La faim se manifeste quand les aliments du repas précédent finissent d'être digérés. Elle est souvent décrite comme un « creux », une sensation de vide de l'estomac. Au cours d'un repas, l'estomac s'agrandit, des récepteurs nerveux évaluent le volume de nourriture ainsi que la pression qui s'exerce sur ses parois. Ces récepteurs envoient des signaux au cerveau entraînant la sensation de satiété, de plénitude gastrique et de bien-être. Lorsque l'estomac se contracte, se vide, le désir de manger se fait à nouveau sentir. Les composants des aliments influencent la vitesse à laquelle l'estomac se vide et agissent sur la sensation de satiété. On dit que les aliments sont plus ou moins rassasiants.

Sérotonine, satiété et IG

Il existe dans le cerveau des centres régulant à la fois la sensation de faim et de satiété. Ils se trouvent dans une petite glande, l'hypothalamus. Ces centres sont sensibles à des messagers chimiques du cerveau comme la noradrénaline et la sérotonine.

Lorsqu'il y a assez de sérotonine, nous éprouvons une sensation de bien-être et de satiété. Lorsqu'elle vient à manquer, nous sommes anxieux, parfois agressifs et surtout nous avons une petite « fringale », de produits sucrés le plus souvent. Un repas riche en glucides entraîne une augmentation transitoire de la sérotonine. Cet effet est particulièrement marqué pour les aliments à IG élevé consommés hors repas : les aliments sucrés (confiseries), les sucrés-gras (chocolat, gâteaux) et les amidons « rapides » (pain, chips, pop corn) parce qu'ils élèvent rapidement le niveau de sérotonine et rendent moins triste, plus énergique. Nous utiliserions ces snacks comme « médicament » notamment lorsque le moral est bas. Mais ils ont un pouvoir rassasiant très faible car la sérotonine chute rapidement.

L'absorption rapide du glucose entraîne en revanche une montée de la noradrénaline qui incite à se réalimenter !

Pour éviter les fringales

Privilégiez les aliments « rassasiants » :

- les aliments riches en tryptophane, un acide aminé précurseur de la sérotonine : œuf, dinde, poisson, soja, tomate, aubergine, avocat, pain complet, banane, datte, noix, prune ;
- les aliments à IG faible, riches en fibres : les céréales complètes (pâtes et riz complet), les légumineuses (haricot, lentille, pois chiche) sans oublier les fruits et légumes ;
- les aliments qui calment la faim en élevant la sérotonine : les oléagineux riches en magnésium (amandes, pignons, noix, noisettes), les légumes verts, les fruits de mer ;
- sans oublier les huiles de colza, soja ou noix et poissons gras riches en oméga-3, des acides gras qui facilitent l'action de la sérotonine.

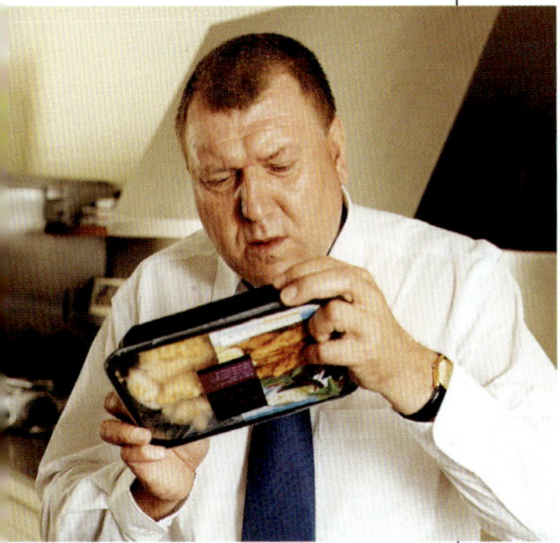

Les glucides font-ils grossir ?

L'être humain, devenu consommateur-sédentaire, ingère de plus en plus d'aliments transformés, à forte densité énergétique, accusés d'alimenter l'épidémie d'obésité.

L'obésité, c'est mathématique : tous à vos calculettes !

Le calcul le plus reconnu est celui de l'Indice de Masse Corporelle (IMC) calculé en divisant le poids (en kilogrammes) par le carré de la taille (en mètres). Il permet d'estimer si une personne est trop maigre, de corpulence normale, en surpoids ou obèse. Ce calcul a des limites car il ne renseigne pas sur la quantité de graisse abdominale, qui est de loin la plus dangereuse. On parle d'obésité pour un tour de taille supérieur à un mètre pour l'homme et supérieur à 88 cm pour la femme. L'obésité est caractérisée par un excès de masse grasse qui s'accumule chez l'homme dans la partie supérieure du corps (forme de pomme) et dans la partie inférieure pour la femme (forme de poire). Devenue un problème majeur de santé publique, elle est considérée comme une véritable maladie puisqu'elle fait le lit de troubles très graves : diabète, maladies cardiovasculaires, arthrose et même certains cancers. Dans ce domaine, il vaut mieux prévenir que guérir.

Maigrir avec des IG bas

Le Dr David Ludwig, un chercheur de l'hôpital pour enfants de Boston a fait maigrir des enfants obèses en modifiant simplement l'index glycémique de leur régime alimentaire. Il a montré qu'après un repas dont l'index glycémique (IG) est élevé, les obèses consomment 81% de calories de plus qu'après un repas préparé avec des aliments de faible IG. « *L'absorption rapide du glucose*, dit-il, *entraîne une montée de la noradrénaline qui incite à se réalimenter.* »

Une question d'équilibre

L'excès de graisse résulte d'un déséquilibre entre la quantité de calories ingérées et la quantité de calories brûlées par l'organisme.

Dans l'organisme rien ne se perd « une calorie est une calorie » et c'est mathématique :
Énergie apportée = Énergie dépensée + Énergie de stockage.

S'il n'y a pas d'équilibre entre les apports alimentaires et la dépense énergétique, le poids augmentera insidieusement. Une personne qui dépense en moyenne 2 500 calories et qui consomme chaque jour 250 calories de trop, soit une erreur de 10 %, finit par avoir…9 kg de plus en 10 ans. Ce processus conduit à l'obésité. La consommation excessive de glucides à IG élevé joue vraisemblablement un rôle important dans ce déséquilibre, en effet ces sucres seront stockés sous forme de graisse (triglycérides) dans le tissu adipeux.

Le stockage est une protection naturelle de l'organisme en prévision des périodes de famine qu'a connues de tout temps l'humanité. Mais en l'absence de disette (on peut parler aujourd'hui d'abondance) le stock de graisse ne cesse d'augmenter. Nous avons vu que l'énergie dépensée couvrait les dépenses de digestion, du métabolisme de base, de croissance et l'activité physique. Bougeons plus et nous stockerons moins !

Calculez votre IMC

IMC = Poids (kg) / Taille² (m)

Par exemple vous pesez 69 kg pour 1,65 : IMC = 69/2,7225 = 25,3.

Pour un adulte entre 20 et 65 ans, l'IMC souhaitable est de 18,5 à 25.

En dessous de 18,5 attention vous êtes trop maigre !

Entre 18,5 et 24,9 vous êtes mince, bravo !

Entre 25 et 29,9 vous êtes un peu enrobé et en surpoids ?

Entre 30 et 34,5 il faut vraiment perdre du poids (obésité modérée).

Entre 35 et 39,9 obésité sévère et > 40 obésité morbide : attention vous devez absolument perdre du poids, les risques pour votre santé sont trop importants.

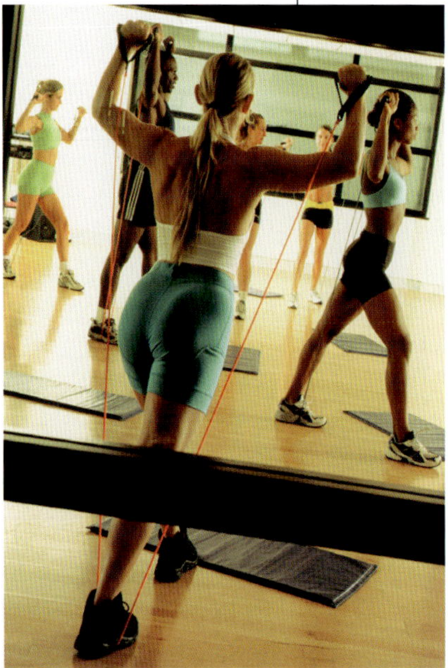

L'hormone de croissance, une alliée pour maigrir

Les sucres modernes à IG élevé perturbent la sécrétion de l'hormone de croissance. Pour certains chercheurs, c'est ainsi qu'ils contribuent à l'épidémie d'obésité.

Nos enfants en première ligne

En France, le taux d'obésité chez l'enfant double tous les quinze ans. 13 % des enfants présentent actuellement un excès de poids alors qu'ils n'étaient que 3 % il y a 30 ans et 6 % il y a 15 ans. Nos enfants ressemblent aux petits Américains. Les fast-food et les points de vente de boissons sucrées, biscuits, chips, pop corn qui sont autant de produits à haute valeur énergétique et à IG élevés, se multiplient. Combien de parents gavent encore leurs enfants de produits très sucrés (corn flakes, barres chocolatées, brioches) au petit déjeuner ou au goûter parce qu'ils ont lu ou entendu que l'apport en glucides était nécessaire aux besoins énergétiques et à la vitalité de leurs bambins. Vous savez maintenant qu'il y a glucide et glucide. Les journées passées devant la télévision les privent d'activité physique, les gavent de spots

Qu'est ce que la GH ?

Comme d'autres hormones (œstrogènes, progestérone, testostérone, mélatonine et DHEA) l'hormone humaine de croissance (GH) diminue avec l'âge. Elle est principalement libérée par des impulsions qui ont lieu pendant les premières heures du sommeil et elle est rapidement convertie par le foie en puissant métabolite de croissance : Insuline facteur de croissance type 1 (IGF1) qui favorise le transfert de glucose à travers les membranes des cellules comme source d'énergie pour les cellules. L'exercice physique et un régime privilégiant les aliments à index glycémique bas augmentent de façon significative le niveau de cette hormone.

publicitaires vantant les snacks, ce qui incite au grignotage d'aliments « facultatifs » qui modifient les signaux de faim et de satiété. Au lieu de calmer la faim, ils ne font que l'attiser !

L'hormone de croissance

L'hormone de croissance (GH pour *Growth Hormone*) n'intervient pas que dans la croissance des os et des cartilages. Elle aide à brûler les graisses de réserve et favorise la croissance des muscles. La sécrétion de la GH est maximale vers 13-14 ans puis elle diminue avec l'âge. À 65 ans, nous avons deux fois moins d'hormone de croissance qu'à 30 ans. La diminution de son taux entraîne une fonte musculaire, la masse maigre (muscle) est progressivement remplacée par de la graisse. On devient moins musclé et plus gras !

La GH est très sensible à l'alimentation : plus on mange, plus son taux est bas ; plus on consomme d'aliments à index glycémique élevé, plus elle a du mal à être sécrétée par l'hypophyse car **l'insuline inhibe l'hormone de croissance.**

Boostez votre hormone de croissance en espaçant deux repas de 4 à 5 heures, ce qui laisse le temps à l'insuline de disparaître et à l'hormone de croissance d'apparaître. Mangez des protéines pour maintenir un bon taux de GH et n'oubliez pas le sport, la GH augmente quand on pratique un exercice physique (surtout la musculation).

La sédentarité

Selon l'OMS, 60 à 80 % des adultes n'ont aucune activité physique. L'explosion des professions « assises » dans le secteur tertiaire ainsi que la généralisation de l'automobile, des ascenseurs, sans oublier les heures passées devant un écran de télévision ou d'ordinateur suppriment tout exercice physique. La sédentarité est une des causes de l'obésité mais elle en est aussi la conséquence. La personne obèse a du mal à se mouvoir, s'essouffle, transpire et reste de plus en plus inactive alors que l'activité physique conduit à l'amélioration de l'état de santé général.

Les sucres sont-ils responsables du diabète ?

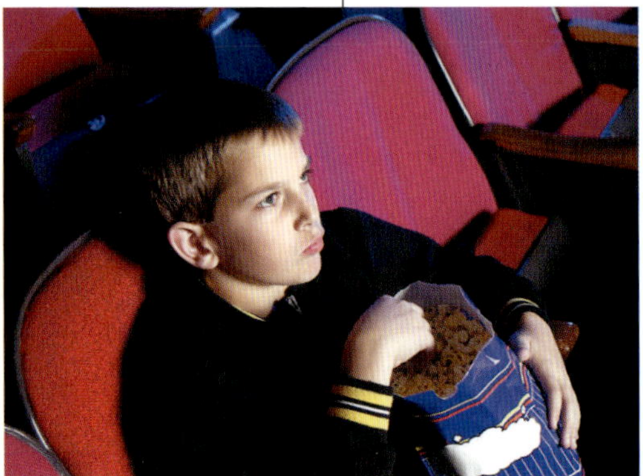

Le diabète de type II touche plus de trois millions de personnes en France. Cette épidémie est le tribut de notre vie moderne favorisant sédentarité et consommation d'aliments fortement hyperglycémiants.

Gros, gras et diabétique !

L'obésité fait sournoisement et insidieusement le lit du diabète gras. Normalement la glycémie à jeun est comprise entre 0,7 et 1,1 g/l. À partir de 1,26 g/l on parle de diabète car une telle concentration de glucose dans le sang fait des dégâts.

70 % des glucides alimentaires sont « brûlés » ou stockés dans les muscles qui, pour fonctionner consomment deux carburants : tantôt un « de luxe », le glucose, tantôt un « bon marché », les graisses. Quand le muscle est entouré de graisse, il devient réfractaire à l'utilisation du glucose, lequel tend alors à s'accumuler dans le sang. Et lorsqu'un muscle ne travaille pas assez parce que le sujet est sédentaire, il se passe un phénomène identique : le glucose non utilisé monte dans le sang. Le pancréas est obligé de produire plus

Les deux diabètes

Le type I ou DID (diabète insulino-dépendant) est une maladie auto-immune qui débute chez le jeune enfant dont le pancréas est incapable de fabriquer l'insuline. Dans **le type II** ou DNID (non insulino-dépendant), le pancréas produit de l'insuline qui n'assure pas correctement son travail car les tissus sont résistants à l'action de l'hormone ; en particulier les adipocytes qui, gonflés de graisse, n'assurent plus le stockage de l'excès de glucose qui s'accumule dans le sang.

d'insuline. Pendant dix ans, vingt ans, il y arrive puis il s'épuise et le taux sanguin de glucose augmente anormalement, induisant peu à peu une hyperglycémie. Le diabète de type II est la conséquence de 10 à 20 ans d'insulinorésistance et il survient généralement après 50 ans. Les complications du diabète sont graves : atteinte de la rétine et cécité, atteinte du rein, altération des nerfs des jambes qui peut aboutir à l'amputation.

Des études inquiétantes

En 1986, l'équipe d'épidémiologistes de l'École de médecine de l'Université Harvard (Boston, Massachusetts) a recueilli des informations sur les pratiques alimentaires de 42 759 hommes âgés de 40 à 75 ans, et 65 173 femmes âgées de 40 à 65 ans. Ces hommes et ces femmes, dont aucun ne souffrait de diabète au début de l'étude, ont été suivis pendant 6 ans : 523 cas de diabète non-insulino-dépendant ont été diagnostiqués chez les hommes et 915 cas chez les femmes. Les deux études ont identifié les principaux aliments associés au risque de diabète. Ils sont identiques chez les hommes et chez les femmes : il s'agit de glucides. Celles et ceux dont le régime alimentaire est pauvre en fibres mais riche en sodas, riz blanc, pain blanc et pommes de terre ont un risque de diabète multiplié par 2,5 (femmes) ou 2,17 (hommes).

En avril 2000, des chercheurs de l'université du Minnesota ont publié les résultats d'une étude qui a duré 6 ans. Elle suivait 36 000 femmes âgées de 55 à 69 ans. Les chercheurs ont trouvé que celles qui avaient avalé le plus de glucose et de fructose – deux sucres – avaient un risque de diabète accru de 30 %.

À quand les bébés diabétiques ?

Avant, il fallait 40 ans pour créer un diabète de type II. Aujourd'hui, l'impensable est en train de se produire : après les Américains, les premiers cas européens de diabète de type II infantile ont été décrits chez quatre adolescents anglais obèses.

Les glucides dans les maladies cardiovasculaires

Angine de poitrine, infarctus du myocarde, athérosclérose sont responsables en France de 4 décès sur 10. 12 % des plus de 30 ans vivent sous cette menace.

Qu'est-ce qui cloche ?

Le système cardiovasculaire apporte oxygène et nutriments (glucose, acides gras) au contact de tous les tissus et donc de toutes les cellules de l'organisme pour les nourrir. La vitesse de circulation du sang est programmée par le cœur. Plus le sang est fluide, moins le cœur a de travail pour envoyer les 5 litres de sang dans nos plus fins capillaires. La tonicité, l'élasticité et la contractilité des artères jouent également. Si un bouchon se forme dans l'un des axes de la circulation, le cœur va tenter l'impossible et à la longue s'épuiser. Si les artères coronaires sont bouchées, le cœur sera privé de nutriments et d'oxygène. Une privation temporaire produit une douleur dans la poitrine irradiant le bras gauche, c'est l'angine de poitrine.

Athérosclérose ou artériosclérose

L'athérosclérose (200 000 décès par an en France) est une maladie artérielle caractérisée par un dépôt (graisse + sucre + sang + calcium) sur les artères aboutissant à la formation de plaques jaunâtres (plaques d'athérome) qui s'épaississent au fil des ans, entraînant l'obstruction et le durcissement puis la dégénérescence de la paroi interne des artères. On parle alors à ce stade d'artériosclérose.

L'obstruction permanente, c'est l'infarctus du myocarde – qui tue 50 000 personnes par an. Si l'obstruction touche l'artère cérébrale, c'est le cerveau qui est touché.

Les sucres ennemis des artères ?

Une étude épidémiologique conduite à l'université Harvard a déterminé qu'une alimentation à IG élevé (pommes de terre, sodas, riz et pain blanc) favorise les maladies cardiovasculaires. Par quels mécanismes ?

Tous les aliments à IG élevé font baisser le « bon » cholestérol HDL. Ils élèvent aussi le niveau d'une protéine pro-inflammatoire (C-réactive) qui augmente le risque de maladie cardiaque.

Une étude a montré qu'après 6 semaines d'un régime apportant 30 % des calories sous forme d'amidon ou de saccharose, on assiste à une augmentation de la synthèse de triglycérides par le foie. Le taux des lipides totaux, des triglycérides et des LDL (le « mauvais » cholestérol) est plus élevé chez les personnes qui mangent du sucre que chez celles qui ont mangé une même quantité d'amidon. Cet effet qui apparaît dès la deuxième semaine est associé à une diminution d'une sensibilité à l'insuline que l'on retrouve dans les états prédiabétiques : le sucre reste dans le sang.

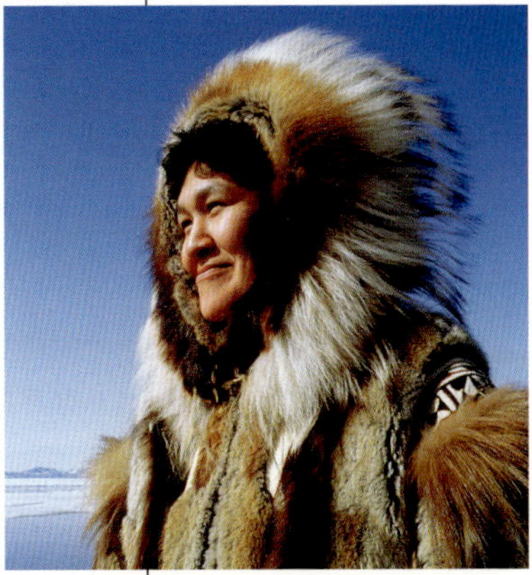

Oméga-3 : bien-être du cœur et des artères

Les Esquimaux ne présentent pas d'affections cardiovasculaires. Leur secret ? Pas de glucides à index glycémique élevé, des protéines en grande quantité et une alimentation riche en bonnes graisses apportées par les poissons gras et les phoques qu'ils consomment. Ceux-ci renferment deux acides gras polyinsaturés, l'EPA et le DHA de la famille des oméga-3, qui ont la propriété de faire baisser le taux de triglycérides et de fluidifier le sang.

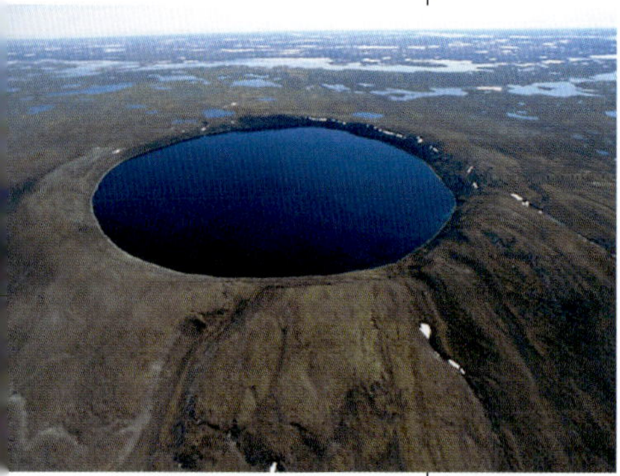

Les glucides et les cancers digestifs

Les cancers du côlon et du pancréas sont une cause majeure de décès en Amérique du Nord, en Europe Occidentale et peu de cas sont observés en Afrique et en Asie. La nutrition et les glucides en particulier auraient-ils un impact sur la survenue de ces tumeurs malignes ?

Le sélénium : essentiel à l'être humain

Antioxydant puissant, il protège les composants vitaux des cellules des radicaux libres. Il a fallu attendre les années 1980 pour mesurer son importance. Oligoélément le plus rare au monde, il provient des sédiments d'origine volcanique. Il est donc diversement présent dans les produits alimentaires, en fonction de la richesse du sol où les végétaux ont poussé et les animaux grandi. Le sol français en est relativement pauvre, nos céréales en contiennent peu, et encore moins lorsqu'elles sont raffinées ! L'utilisation d'engrais appauvrit encore plus les sols...

Les pays industrialisés lourdement frappés !

Pour ces deux cancers digestifs, le même sombre pronostic : 95 % des personnes touchées décèdent dans les cinq années suivant le diagnostic, ce qui représente pour le cancer du pancréas environ 15 et 16 000 décès par an en France et il n'existe aucun test de dépistage. Selon une étude parue en août 2001 dans le journal JAMA *(Journal of the American Medical Association)*, l'obésité qui est déjà la cause de bien des maux semble faire considérablement augmenter le risque de ce cancer. Le cancer du côlon, le plus fréquent, représente un problème majeur de santé publique avec plus de 36 000 nouveaux cas chaque année en France. Déjà en 1969, des études révélaient que plus il y a de sélénium dans l'assiette, un minéral apporté par l'alimentation, moins il y a de cancers, surtout du côlon. La théorie de l'intérêt des fibres alimentaires, qui remonte aussi aux années 1970, a mis en évidence que les populations d'Asie et surtout d'Afrique qui consomment peu de produits raffinés présentent moins de cancer du côlon que les populations occidentales. Ces constatations épidémiologiques ont conduit à s'interroger sur la possibilité d'une relation entre les habitudes alimentaires et ces tumeurs.

L'impact des glucides ?

En 1980, le professeur Walter Willett (université Harvard) lance l'étude Nurses' Health Study qui analyse le régime de 88 802 infirmières à la recherche d'une relation entre consommation de glucides (saccharose, fructose, hydrates de carbones), index et charge glycémique et l'augmentation du risque de cancer du pancréas. En 18 ans, 180 cas de ce cancer sont diagnostiqués. Les conclusions des chercheurs confirment une corrélation entre le métabolisme anormal du glucose (résistance à l'insuline et hyperinsulinisme) et le mécanisme d'apparition du cancer. Il apparaît qu'un régime à forte charge glycémique (IG élevé) ainsi qu'un régime riche en fructose peut augmenter le risque de cancer du pancréas chez les sujets présentant un surpoids (IMC > 25) ou une activité physique faible.
En février 2001, une étude italienne confirme que la relation entre index glycémique, charge glycémique, fibres alimentaires et cancer du côlon suggère un rôle néfaste des glucides raffinés dans l'origine de cette maladie. Surpoids et apport faible de fibres (fruits et légumes) apparaissent amplifier les conséquences d'une charge glycémique élevée.

Fibres : glucides protecteurs

Les fibres n'étant pas digérées, elles sont éliminées comme on les a absorbées. On considérait donc que ces glucides particuliers n'avaient aucun rôle, ce qui est faux. Plus les aliments sont riches en fibres, plus leur index glycémique est bas et plus ils empêchent le sucre sanguin de monter. Les fibres solubles forment une sorte de gel qui piège le glucose. Elles ralentissent l'évacuation de l'estomac et empêchent le glucose de traverser la membrane intestinale pour aller dans le sang. Cela évite les pics de glucose pendant la digestion et diminue la sécrétion d'insuline par le pancréas.

Le vieillissement est-il accéléré par certains glucides ?

Les glucides alimentaires en excès nous font-ils rouiller et cuire de l'intérieur ?

La rouille moléculaire

De la même façon qu'un outil rouille ou qu'une pomme coupée brunit à l'air, l'organisme vieillit essentiellement à cause d'un phénomène d'oxydation. 5 % de l'oxygène que nous respirons se transforme en un dangereux radical libre appelé superoxyde. En effet, pour fournir de l'énergie à partir des aliments, nos cellules mettent en branle des réactions au cours desquelles un électron passe d'une molécule à l'autre, formant une sorte de courant électrique. Une fois sur vingt, cet électron échappe à son transporteur pour se coller à l'oxygène, le transformant en superoxyde. Des chercheurs ont calculé qu'on « produit » environ 2 kg de radical superoxyde par an, qu'il faut bien sûr éliminer.

Les dégâts cellulaires du superoxyde et de ses cousins radicaux libres entraînent de nombreuses pathologies liées à l'âge *(lire page 35)*.

La lutte antioxydante

Pour lutter contre les radicaux libres l'organisme dispose de systèmes de défense qu'on appelle antioxydants :

- des enzymes : superoxyde dismutases (SOD) ou encore glutathion péroxydase (GPx), qui pour fonctionner ont besoin pour les premières de zinc et cuivre ; pour la seconde de sélénium ;
- des substances de l'alimentation : vitamines C et E, caroténoïdes, polyphénols.

Les sucres nous « caramélisent » !

Le glucose, métabolite final des glucides très abondant dans l'organisme, réagit avec les protéines et les dénature *(lire page 34)*. Ces réactions dites de glycation se produisent dans un contexte de consommation élevée de glucides, en particulier lorsqu'ils sont raffinés. Les glucides entraînent aussi des phénomènes d'oxydation, c'est-à-dire qu'ils alourdissent les dégâts provoqués par les radicaux libres, en particulier sur l'ADN, support du code génétique. Une étude parue récemment montre d'ailleurs que plus des hommes et femmes en bonne santé consomment de sucres et d'amidons (mais aussi de graisses) plus on retrouve des mutations génétiques d'une région du génome humain qui peut servir de marqueur du risque de cancer.

La glycation dans les aliments

La glycation ne se produit pas que dans l'organisme, au contact du sucre sanguin. Elle affecte les aliments sucrés chauffés, en particulier lorsqu'ils renferment de la vitamine C et du fer, comme par exemple les céréales du petit déjeuner. Nous avalons avec les aliments ces molécules issues de la réaction de Maillard, et certains chercheurs estiment qu'elles provoquent des phénomènes d'auto-immunité au cours desquels l'organisme se retourne contre lui-même, comme dans la polyarthrite rhumatoïde. Elles pourraient aussi entraîner une inflammation chronique latente.

La lutte anti-glycation

Les produits de glycation (AGE) se forment dès 37 °C puisqu'ils existent dans l'organisme à des teneurs très faibles. Plus on ingère de glucides à IG élevé, plus on produit d'AGE. Leur quantité dans les aliments est proportionnelle au couple temps de cuisson-température. Plus celle-ci est élevée ou le temps de cuisson prolongé, plus il y a de produits potentiellement toxiques. Préférez les aliments d'IG bas, crus ou cuits en autocuiseur (cuisson rapide) aux aliments rôtis, grillés ou sautés. Boudez les biscuits et les céréales du petit déjeuner !

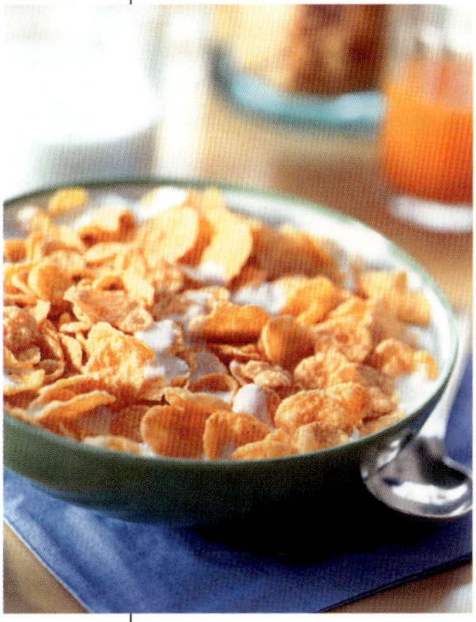

PROGRAMME « BONS SUCRES »

Les recommandations actuelles remises en cause

Les conseils alimentaires actuels continuent de faire la part belle aux glucides modernes. Mais des alternatives existent.

Lait, sucreries, céréales raffinées ?

Ces aliments apparus au Néolithique ont déjà coûté cher à la santé du berger-agriculteur et vous connaissez leurs effets sur notre organisme, 10 000 ans après. Walter C Willet, directeur du département de l'École de Santé publique d'Harvard conseille de limiter leur consommation. Il a dirigé sur 20 ans la plus grande enquête épidémiologique jamais réalisée (sur 120 000 infirmières et professionnels de santé) et dans son livre *Eat, drink and be healthy,* il remet en question les recommandations nutritionnelles en vigueur, largement dictées, selon lui, par l'industrie agroalimentaire. Il propose une nouvelle pyramide alimentaire tenant compte de l'index glycémique des aliments. Il conseille d'éviter les céréales, le riz et les pâtes raffinées ainsi que les pommes de terre. Leurs glucides rapidement digérés augmentent anormalement le taux de glucose sanguin, d'insuline et de triglycérides et abaissent celui du bon taxi du cholestérol (HDL). Le programme « échange » consiste à remplacer ces aliments par des céréales complètes, des fruits et des légumes riches en fibres (aliments à IG bas), protecteurs de nos fameuses maladies modernes : obésité, diabète, maladies cardiovasculaires, etc.

Une nouvelle pyramide alimentaire

La répartition des grandes familles d'aliments à consommer chaque jour est représentée sous forme de pyramide où la largeur de chaque étage correspond à la proportion que chaque famille doit occuper dans l'assiette.

En remontant la pyramide de bas en haut :

- oléagineux et aliments à base de céréales complètes à la plupart des repas,
- fruits et légumes en abondance,
- noix et légumineuses, 1 à 2 fois par jour.
- poisson-volaille-œuf : 0 à 2 fois par jour,
- laitages limités à 1 à 2 fois par jour.
- Le haut de la pyramide conseille de consommer occasionnellement : viande rouge, riz et pain blanc, pomme de terre, pâtes et sucreries.

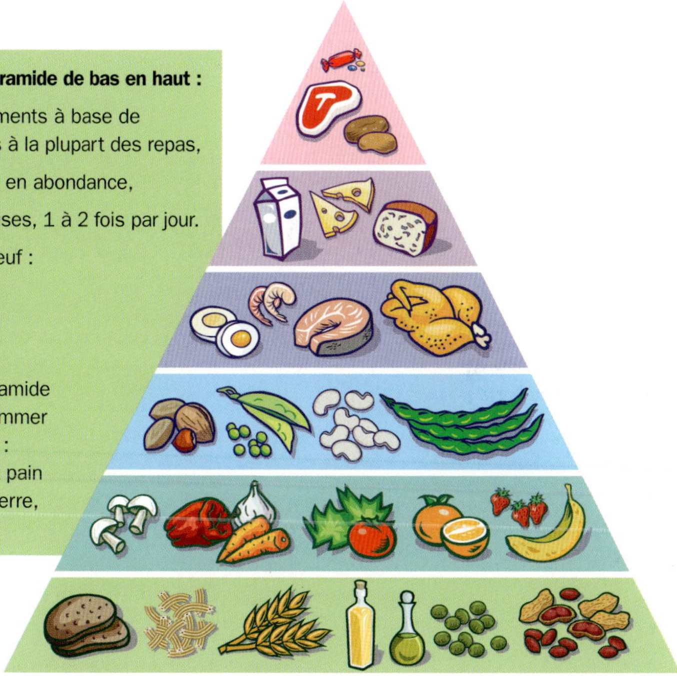

L'actuelle pyramide alimentaire : des erreurs majeures.
Elle suggère :

- que les graisses sont mauvaises,
- que toutes les sources de protéines sont les mêmes,
- que nous pouvons manger des sucres complexes en grande quantité sans tenir compte de l'index glycémique,
- que les produits laitiers peuvent être consommés en grande quantité.

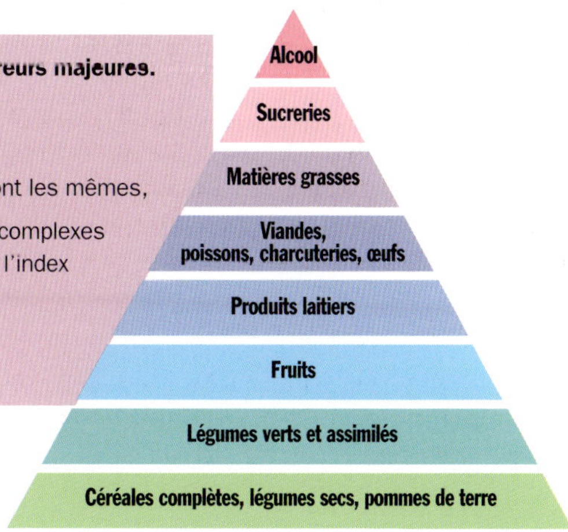

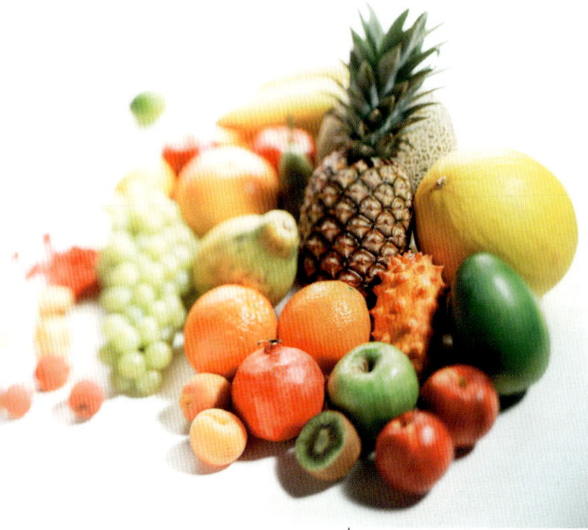

Fruits et légumes à volonté !

Cette devise, les Crétois l'appliquent chaque jour et ils vivent plus longtemps en bonne santé. Comment les fruits et légumes, consommés mûrs et frais, nous protègent-ils des maladies modernes ?

Pas de repas sans fibres

Les fibres « solubles » du son d'avoine, des légumineuses et des fruits forment un gel visqueux qui se dépose sur la paroi des intestins, « ralentit » l'absorption des glucides et des lipides et favorise le glissement des résidus. La pectine par exemple se cache dans les fruits à pépins (raisin, pomme, poire, figue, kiwi) et les baies (fraise, framboise, cassis, mûre, groseille).

Les fibres dures « insolubles », c'est-à-dire la cellulose du son de blé et des légumes verts et la lignine des parties dures des carottes et navets améliorent le transit intestinal, luttent contre la constipation mais intestins fragiles attention ! Elles peuvent être irritantes car elles agressent la muqueuse par leur rigidité.

Les bons glucides de l'assiette

Nous devrions d'abord puiser nos glucides dans les fruits et légumes. Leur index glycémique très bas entraîne une montée progressive du sucre sanguin. La libération progressive d'énergie procure une sensation de satiété pour un minimum de calories et participe à la prévention de l'obésité, du diabète et des problèmes cardiaques. Les fibres diminuent la glycémie mais aussi le taux de lipides dans le sang ce qui est favorable à la bonne santé des artères. Attention ! plus c'est cuit plus c'est hyperglycémiant : privilégiez les crudités ! Tous les légumes se mangent crus sauf la pomme de terre et le poireau. La betterave (IG=64) n'est pas une crudité, c'est un légume cuit mangé froid. Pour la cuisson privilégiez la vapeur et dégustez-les al dente. Les légumineuses : haricots, lentilles, pois, fèves fournissent de l'amidon mais beaucoup moins que les céréales et leur richesse en fibres fait que ces aliments ont un IG bas favorable. Remettez-les à l'honneur, d'autant que contrairement aux idées reçues, elles ne font pas grossir. Évitez les préparations en boites bourrées de graisses saturées et d'amidon modifié type « petit salé aux lentilles ».

Un cocktail de vitamines et minéraux

Riches en potassium, fruits et légumes réduisent la tension artérielle et le risque d'accident vasculaire cérébral. Après les produits laitiers ce sont les meilleures sources de calcium en particulier le chou et les agrumes (orange, citron, etc.), un calcium bien assimilé protecteur des os. La banane, la figue, les légumes verts (chou, salade, épinard, poireau, céleri, bette), les noix, noisettes, amandes et raisins secs sont une excellente source de magnésium ; un apport important diviserait par deux le risque d'angine de poitrine. Une consommation importante de chou, navet, brocoli, ail, oignon réduirait de moitié le risque de cancer du côlon. Les fruits et légumes apportent aussi le fameux bouclier antioxydant qui neutralisent les radicaux libres : la vitamine E des noix, noisettes et légumes verts. Les caroténoïdes des abricots, melons, tomates, carottes et la précieuse vitamine C des choux, brocoli, oseille, persil, ail, fenouil, poivron, graines germées de soja, fruits rouges, kiwi, agrumes.

Précieuse vitamine C

Cette reine des vitamines stimule les défenses naturelles, protège du stress et des infections. Elle stimule aussi la synthèse et l'entretien du collagène de la peau, des cartilages, de la paroi des vaisseaux sanguins. Elle favorise l'absorption du fer et participe à la synthèse de neuromédiateurs comme la noradrénaline. Mais elle est soluble dans l'eau, sensible à la lumière, à la chaleur et aux techniques modernes de préparation des aliments (stockage, lavage, cuisson).

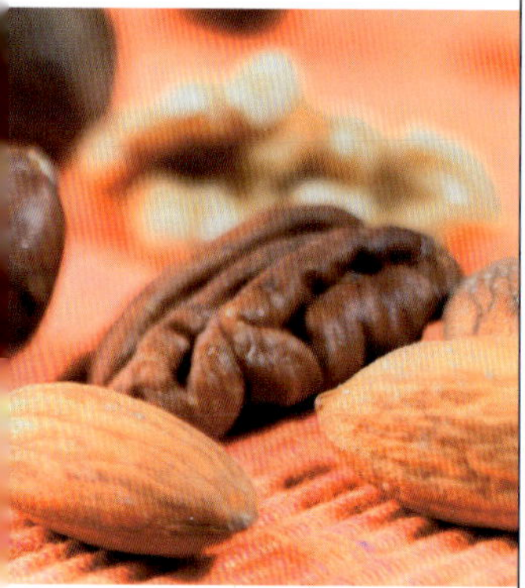

Une source de glucides méconnue : noix, noisette, amande, châtaigne...

À l'honneur au régime du Néolithique, ces fruits à coque sont aujourd'hui victimes d'une mauvaise réputation. Pourtant, leur exceptionnelle richesse nutritionnelle nous protège des maladies modernes.

Ils font grossir ? Faux

Les IG élevés favorisent la prise de poids... Mais savez-vous que les cacahuètes ont un IG plus bas de 14 points que tous les autres fruits ? Savez-vous qu'avec les amandes nous faisons deux fois plus le plein de fibres insolubles qu'avec le pain complet ? Un bon transit intestinal est intéressant lorsque l'on souhaite perdre du poids. Riches en fibres (IG bas), ils ne troublent pas l'équilibre du sucre sanguin et ils sont rassasiants : la noix est riche en tryptophane, un acide aminé précurseur de la sérotonine *(lire page 49)* qui joue un rôle important dans la satiété. Le magnésium apporté en grande quantité par les noix, amandes et noisettes calme la faim en élevant la sérotonine. Ces fruits sont très gras, c'est vrai, mais riches de bonnes graisses : leurs oméga-3 facilitent l'action de la sérotonine. Et les études montrent que les personnes qui consomment régulièrement ces aliments ne grossissent pas.

Bien-être du cœur et des artères : la noix

Une consommation régulière de noix (3-4 par jour) est associée à une baisse spectaculaire (30 à 50 %), selon

Le couple magnésium-vitamines B

Le magnésium agit en synergie avec les vitamines du groupe B. Ces vitamines jouent un rôle déterminant dans la production et l'utilisation de l'énergie. Mais elles ne sont actives qu'une fois transformées en coenzymes sous l'action du magnésium. La plupart des aliments d'origine végétale sont assez riches en magnésium. La palme revient aux oléagineux, devant les légumes secs et les céréales entières, des aliments pourtant largement boudés !

les études scientifiques, des risques d'angine de poitrine et de crise cardiaque. Cet effet protecteur des maladies cardiovasculaires s'explique par la richesse des noix en :

- **magnésium et potassium** qui améliorent la tension artérielle ;
- **vitamine E** et polyphénols, antirouille des artères ;
- **oméga-3 :** l'acide alpha-linolénique, donne naissance à des composés qui favorisent la fluidité du sang et la dilatation des vaisseaux (empêchant l'hypertension artérielle).

Bien-être du système nerveux : noix, châtaigne, cacahuète.

La noix, noix de pécan, noix de cajou et la noisette sont riches en vitamine B1. Cette vitamine est indispensable à l'équilibre du système nerveux. C'est un neurotransmetteur, c'est-à-dire qu'elle participe à la transmission de l'influx nerveux (communication entre les neurones). De plus cette vitamine (un cofacteur enzymatique) est indispensable au métabolisme des glucides, seules sources d'énergie pour les cellules nerveuses (nos neurones). La vitamine B9 (acide folique) de la châtaigne participe à la synthèse de nombreux neurotransmetteurs comme l'adrénaline ; elle est également impliquée dans l'oxygénation des cellules : elle participe à la formation de l'hémoglobine, le taxi de l'oxygène. La cacahuète est riche en vitamine B3 importante dans le métabolisme des glucides.

Une mine de magnésium

Fruits à coques	Teneur en magnésium (en mg/100 g)
Noix du Brésil	318
Amandes	254
Noix de cajou	252
Cacahuète (non salée non grillée)	175
Noix	150-200
Noisette	150-200
Noix de Pécan	142
Châtaigne fraîche	40

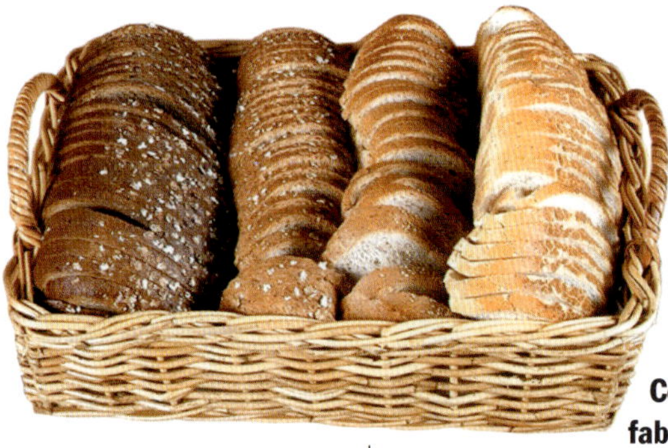

Pain : avec modération,
en le choisissant mieux

Cet aliment connu depuis l'Antiquité est fabriqué industriellement depuis Saint Louis. Aujourd'hui, comment et sur quels critères le choisir parmi toutes les variétés proposées ?

Toujours complet

La « baguette parisienne », notre emblème nationale, bien blanche, légère, aérée, très appétissante, fond dans la bouche. Mais fabriquée à partir de farine de blé raffiné, elle présente un index glycémique (IG) très élevé (95). Il est préférable de choisir un pain de boulanger compact, dense et lent à mâcher. Ce genre de pain dit « complet », fabriqué à partir de farine de blé complet est moins hyperglycémiant, plus rassasiant en terme de satiété et plus nourrissant en terme de nutriments favorables à la santé. Riche en fibres, il ne brutalise pas le pancréas (IG = 50). Il contient cinq fois plus de vitamine B1 et de fibres que le pain blanc, trois fois plus de magnésium. Le pain de seigle et le pain aux céréales sont les plus efficaces contre les maladies cardiovasculaires et le diabète. Riches en phytates, ils auraient un rôle protecteur vis-à-vis du cancer du côlon. Leurs fibres insolubles (cellulose) agissent sur la motricité de l'intestin ; elles augmentent le volume et l'hydratation du bol alimentaire et accélèrent le transit. Mais attention ! consommées en excès elles peuvent être irritantes.

Pain de mie, pain grillé, biscotte : à éviter

Délicieusement moelleux ou agréablement croquants, ils flattent nos papilles mais bousculent notre organisme. Côté calories, si vous surveillez votre ligne, il vaut mieux éviter la biscotte (402 kcal/100 g) et le pain grillé (394 kcal). Préférez au petit déjeuner une tranche de pain de seigle complet (230 kcal/100 g) ou un peu de müesli !

Plutôt au seigle

Un Français sur cent souffre, souvent sans le savoir, de maladie cœliaque ou intolérance au gluten. Cette affection de l'intestin grêle ne provoque pas toujours de douleurs abdominales, elle se manifeste par de la fatigue, de l'anémie. Le gluten, protéine du grain de blé est composé, vous n'avez pas oublié, de gliadine, un facteur antinutritionnel. Mais heureusement le boulanger utilise d'autres farines que celle de blé : la farine de seigle, de riz, de soja ou de sarrasin. De couleur grise, la farine de seigle donne une pâte assez collante ayant peu d'élasticité car elle ne contient pas de gluten. Le pain de seigle sera à privilégier d'autant qu'il est plus riche en magnésium que le pain fabriqué à partir de blé. La farine de seigle entière contient 155 mg de magnésium pour 100 g contre 147 pour le blé entier. Côté sucre sanguin, le pain de seigle complet présente un IG (40) plus favorable que le pain complet (50). Il serait souhaitable de consommer chaque jour deux tranches de pain complet, de préférence de seigle.

Privilégiez le pain au levain

Le pain complet contient de l'acide phytique qui est déminéralisant. Lors de la fermentation au levain naturel, la phytase (enzyme) formée détruit 55 à 75 % de l'acide phytique. En revanche, la levure chimique utilisée industriellement pour la fabrication du pain inhibe la phytase et rend ce pain déminéralisant.

Composition des produits céréaliers (pour 100 g) et leur IG

	Calories (kcal)	Glucides (%)	IG
Biscotte	402	76	70
Corn flakes	377	85	84
Riz soufflé	380	85	95
Blé soufflé	384	80	74
Flocons d'avoine	382	65,9	49
Muesli	378	66,5	56
Pain blanc	255	55	70
Pain complet	230	50	50
Pain seigle complet	230	50	40

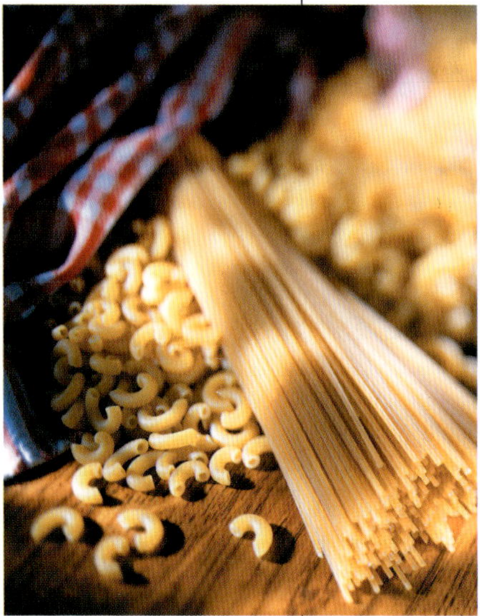

Pâtes et riz : complets

Les pâtes et le riz, féculents riches en amidon, se retrouvent aux deux extrêmes de la nouvelle pyramide alimentaire : complets, ils siègent triomphalement à la base. Blancs, ils occupent la mauvaise place du sommet.

Comment inclure pâtes et riz dans vos repas

Au déjeuner

- Crudités variées + huile d'olive.
- Poisson vapeur ou viande blanche accompagnés de légumes ou de riz + légumes.
- Une tranche de pain complet de seigle.
- Fruit de saison.

Au dîner

- Une assiette de soupe de légumes ou de pâtes complètes ou de lentilles.
- Salade verte à l'huile de noix et à l'ail.
- Une tranche de pain complet.
- Un yaourt de soja.

Évitez de mettre de la pomme de terre dans la soupe de légumes mixée !

Choisir ses pâtes

Les pâtes présentent un IG plutôt bas, donc favorable à la santé (55). Plus c'est cuit, plus c'est hyperglycémiant : on privilégiera les pâtes cuites al dente, on évitera les pâtes trop cuites. Les pâtes complètes affichent un IG de 40 très favorable. L'équilibre du sucre sanguin se trouve moins perturbé, le pancréas est moins sollicité. En plat unique le soir, pourquoi ne pas opter pour une assiette de pâtes complètes ou mieux de pâtes intégrales (IG 35), riche en fibres, qui économisera notre insuline et sera rassasiante !

Et choisir son riz

L'IG du riz blanc est élevé (70) et c'est surtout le cas pour le riz blanc « cuisson rapide » sélectionné génétiquement pour avoir un taux d'amylopectine élevé qui voit son IG grimper à 91. Côté riz, vous vous tournerez plutôt vers les riz sauvage et basmati. N'oubliez pas l'extraordinaire

Avec le riz, variez les plaisirs !

Type de riz	Protéines (g/100 g)	Fer (mg/100 g)	Zinc (mg/100 g)	Fibres (g/100 g)
Blanc-poli	6,8	1,2	0,5	0,6
Brun	7,9	2,2	0,5	2,8
Rouge	7,0	5,5	3,3	2,0
Violet	8,3	3,9	2,2	1,4
Noir	8,5	3,5	–	4,9

Sources : Organisation des Nations Unies pour l'alimentation et l'agriculture (FAO)

Le riz blanc, le plus consommé en France est aussi le plus pauvre nutritionnellement...

richesse nutritionnelle du grain de riz entier. Ses fibres favorisent un bon transit intestinal. Le riz complet est 7 fois plus riche en fibres que son homologue raffiné et vous éviterez le scénario de la bouillie visqueuse détaillé page 41. Ne privez pas votre organisme de magnésium et de la précieuse vitamine B1 qui manque cruellement dans nos assiettes : trois Français sur quatre ont des apports en vitamines B inférieurs aux apports quotidiens recommandés or ces vitamines sont celles de l'énergie et du système nerveux. Après le repas du soir nous faisons peu d'exercice, il n'est donc pas nécessaire de faire d'excès qui seront automatiquement stockés sous forme de graisse disgracieuse et surtout dangereuse.

Le riz blanc, impossible de vous en passer ?

Pensez à l'associer à un aliment de faible index glycémique comme un légume. Les deux aliments auront des index glycémiques très différents, l'un élevé, l'autre bas. Dans l'estomac, le mélange permettra d'obtenir un index glycémique moyen.

Les pommes de terre oui,
mais ponctuellement

Après avoir connu des périodes de gloire, la pomme de terre est aujourd'hui détrônée. Elle occupe avec les céréales raffinées la place la moins enviable de la nouvelle pyramide alimentaire, le sommet : à consommer occasionnellement.

De Parmentier à... nos frites-purée

Longtemps réservée à l'alimentation des porcs après son introduction en Europe aux environs de 1570, on lui reprochait d'être « venteuse » et on la soupçonnait même de propager la lèpre. Antoine-Auguste Parmentier (1737-1813), pharmacien militaire soucieux de réduire les famines lui donna une place éminente dans l'alimentation humaine. Aujourd'hui il existe plus d'une centaine de variétés de pommes de terre : de la pomme de terre nouvelle à la pomme de terre de conservation en passant par les variétés destinées à la féculerie et aux préparations industrielles comme les produits frits ou les produits déshydratés. La fécule est utilisée en biscuiterie-pâtisserie et comme ingrédient pour la charcuterie, l'industrie des sauces et des plats préparés. Les industriels fournissent des préparations de pomme de terre de plus en plus transformées, dénaturées et surtout prêtes à être consommées qui séduisent les ménagères qui travaillent : purées déshydratées, frites sous différentes formes (chips, paille, allumette, gaufrettes). L'autre partie du marché est représentée par les produits précuits surgelés qui connaissent une grande croissance.

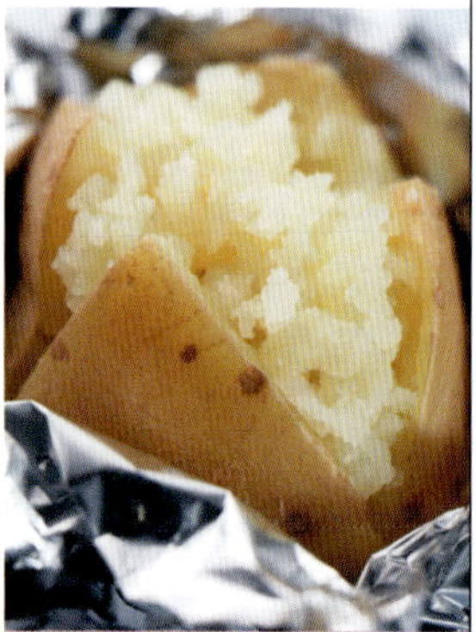

La pomme de terre d'aujourd'hui

La pomme de terre que nous achetons aujourd'hui ne ressemble pas à celle que l'on mangeait il y a quarante ans. Elle contient plus d'amidon, une manipulation obtenue par sélection génétique à la demande des industriels. Pour cela, on introduit une enzyme d'origine bactérienne dans les tubercules qui « booste » le contenu en amidon. Et plus d'amidon, c'est moins de fibres et donc souvent un IG plus élevé. Remplacez-la par des céréales complètes et surtout par les légumes qui protègent de l'obésité, du diabète, des maladies cardiovasculaires.

La pomme de terre et notre santé

Comme les céréales, riz et pâtes raffinées, les pommes de terre renferment des glucides rapidement digérés qui élèvent brusquement les taux de glucose sanguin, d'insuline et de triglycérides et abaissent le « bon » cholestérol. La pomme de terre est le féculent le moins favorable à une perte de poids du fait de son importante teneur en amylopectine (cette chaîne très complexe et très ramifiée de molécules de glucose) que nos enzymes digestives peuvent attaquer de plusieurs côtés à la fois. Plus elle est cuite et transformée, plus son IG est élevé et plus elle fait grossir. Les frites, tellement appréciées des Français, sont plus « mauvaises » que la purée (IG 90) qui, elle même, l'est plus que la pomme de terre à l'eau (IG 70). Vous aimez la pomme de terre et vous surveillez votre ligne ? Mangez la cuite à la vapeur dans sa peau. C'est comme cela qu'elle est le moins transformée et qu'elle brutalisera moins le pancréas. Ne la faites pas trop cuire et évitez d'en mettre dans les soupes de légumes mixées. Il faut également savoir que la pomme de terre frite produit à haute température des produits de glycation *(lire page 34)* potentiellement toxiques voire cancérogènes comme l'acrylamide.

L'acrylamide de nos frites dorées... inquiète !

Les frites dorent à 200 °C. À cette température et même avant, les réactions de Maillard produisent de l'acrylamide, une molécule potentiellement cancérigène à partir des glucides et des protéines abondants dans la pomme de terre. L'acrylamide est présente aussi dans l'eau du robinet où sa concentration est surveillée (1 mcg/l) mais des dosages effectués depuis avril 2002 inquiètent nos scientifiques : ils révèlent des quantités de 100 à 500 fois supérieures dans les chips, les pains croustillants, crackers, biscuits et céréales du petit déjeuner.

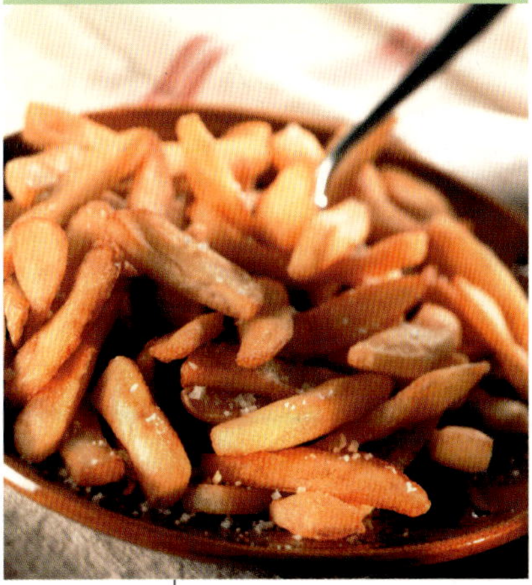

Snacks et goûters

L'équilibre des repas a disparu dans notre société moderne et plus de 37 % des Français pratiquent l'alimentation hors repas qui fait perdre au cerveau les signaux de faim et de satiété et favorise la prise de poids. Comment l'éviter ?

Non au grignotage le matin

Vous ne voulez pas faire de vos enfants les obèses et les diabétiques de demain ? Bien sûr que non mais vous êtes absent toute la journée, ils mangent ce qu'ils veulent, où ils veulent et quand ils veulent. Cette liberté ruine leur santé : au moindre petit creux ils se jettent sur des aliments à forte densité énergétique qui au lieu de calmer la faim ne font que l'attiser. C'est vous, adultes, qui devez décider des menus, de l'heure des repas et des collations. Prenez le temps de déjeuner ! Le petit déjeuner est un repas important qui évitera le grignotage dans la matinée. Évitez le traditionnel baguette-beurre-confiture ou viennoiseries à IG élevé. Proposez une boisson (tisane, chicorée, jus de fruit pressé) pour se réhydrater, 25 g de protéines, pourquoi pas œuf, jambon ou yaourt ? Côté glucides évitez les céréales type corn-flakes à IG élevés, privilégiez les IG bas comme les céréales complètes, les flocons d'avoine ou un peu de müesli sans sucre, un mélange subtil de flocons de 3 céréales complètes (avoine, blé, orge) et de fruits secs qui permettra de bien démarrer la journée.

Le petit déjeuner

Véritable repas, il permet d'éviter le « coup de barre » de 11 h et le manque de concentration de nos petits à l'école. Il doit apporter 25 % de la ration calorique journalière : des protéines, des lipides et des glucides pour faire fonctionner notre organisme. Une tartine de Nutella contient moins de sucre et de graisse que le traditionnel « pain-beurre-confiture » et l'enfant qui ne partira pas le matin le « ventre vide » ne se jettera plus sur des gâteaux, des friandises à la première récréation.

Oui au goûter « santé »

Ne vous laissez plus berner par les publicités des industriels qui à grand renfort de promesses d'équilibre, de croissance et de vitalité incitent nos enfants à consommer des goûters trop sucrés, trop lactés et trop riches en acides gras saturés qui poussent chaque jour un peu plus vers l'obésité. Regardez nos étudiants (la France de demain) ils sont pâles, fragiles, anxieux, surmenés physiquement, intellectuellement et psychologiquement ! Que mangent-ils à toute heure de la journée ? Hamburger-coca, frites-ketchup-mayonnaise, glaces… une nutrition déséquilibrée, caractérisée par des IG élevés et riche en mauvaises graisses. Vous êtes décidé(e) à prendre la situation en main ? Videz vos placards, remplacez chips, biscuits, barres chocolatées, viennoiseries, desserts lactés aromatisés ou gélifiés, boissons sucrées… et autres tentations par des yaourts natures, des fruits, des fruits secs et du vrai chocolat. Faites découvrir à vos enfants les tartines de pain complet, les fruits pleins de vitalité comme le kiwi, etc.

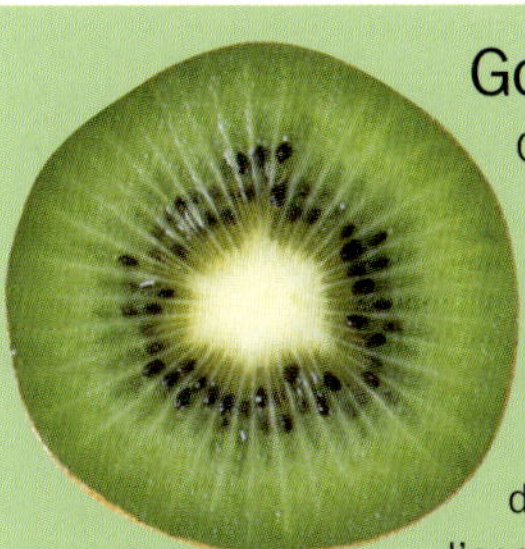

Goûtez le kiwi

Ce fruit chinois contient la plus forte densité de micronutriments favorables à la santé. Peu calorique, il est très riche en magnésium, en potassium et en oligoéléments. Il contient deux fois plus de fibres que l'ananas et il est surtout très riche en polyphénols et en vitamine C, un véritable cocktail santé. Gare cependant aux allergies.

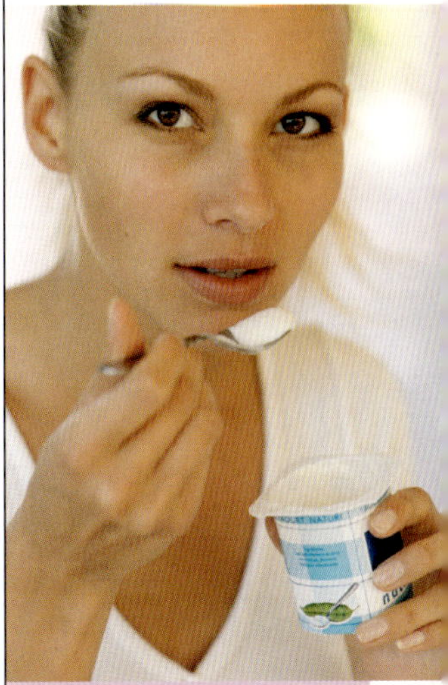

Le yaourt, plutôt nature

Le yaourt nature est un lait coagulé obtenu par fermentation lactique acide. Plus riche en calcium et en protéines que le lait, il est surtout plus digeste car le lactose est en partie dégradé. Le lait est ensemencé par des micro-organismes aux noms barbares de *Lactobacillus bulgaricus* et *Streptococcus thermophilus* qui transforment en 3 h le lactose en acide lactique. Évitez les yaourts sucrés aux fruits ou aux arômes de fruits qui contiennent l'équivalent de 4 (lactés gélifiés) voire 6 sucres (yaourts à boire).

Les boissons

Alcoolisées ou pas, sucrées ou édulcorées, non sucrées, les boissons ont toutes un effet plus ou moins favorable sur notre santé. Quelle est la boisson idéale qui ne favorise pas nos maladies modernes ?

Sodas : à supprimer

La forte consommation de sodas pendant l'adolescence favorise la déminéralisation du squelette et multiplie par trois le risque de fracture après la ménopause. Elle favorise aussi les rhumatismes. Chez les enfants, l'obésité croissante que favorisent ces boissons a entraîné l'apparition de maladies autrefois réservées aux adultes comme le diabète de type II, l'hypertension artérielle, etc. Leurs articulations vieillissent aussi de manière accélérée et leur squelette se fragilise.

Thé et café avec modération

Longtemps réservé en France aux classes supérieures, le thé est aujourd'hui, après l'eau et le lait, la boisson la plus répandue dans le monde. Riche en flavonoïdes antioxydants, il diminue cependant l'absorption du fer. Vous aimez le thé ? Dégustez-le plutôt en dehors des repas. Le café séquestre et rend inutilisable la vitamine B1, vitamine qui manque souvent dans l'assiette et qui est sur-utilisée dans une alimentation riche en glucides. Évitez une consommation excessive de café et de thé, ces boissons sont excitantes et déminéralisantes.

Boissons et santé

Un verre de vin par repas est favorable au système cardiovasculaire. Il en va de même de l'eau riche en magnésium et en calcium. Les sodas et boissons sucrées sont déminéralisants et trop caloriques… Même « lights » (sucrées aux édulcorants) ces boissons créent une accoutumance au goût sucré tout en diminuant l'appétence pour le pain et les légumes. Les enfants qui boivent toute la journée des sodas sucrés sont beaucoup plus menacés par l'obésité puisqu'ils ne sont jamais à jeun : l'insuline sécrétée en continu stocke les « excès » sous forme de graisse et l'hormone de croissance ne parvient pas à « pointer son nez ».

Le café et le thé ne sont pas caloriques mais, comme tous les excitants, ils stimulent la sécrétion d'adrénaline, l'hormone du stress. On en consomme le matin « pour se réveiller » mais l'adrénaline est vasoconstrictrice donc génératrice d'une certaine hypertension artérielle. Ces deux boissons sont également acidifiantes pour l'organisme (acide oxalique).

Une boisson santé : l'eau

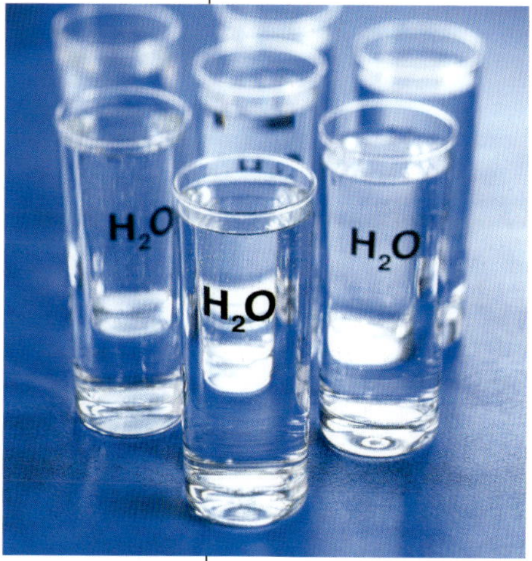

Notre organisme n'a besoin que d'eau ! Il est constitué de près de 70 % d'eau (cerveau 85 %, sang 95 %). Une parfaite hydratation de nos cellules est primordiale pour maintenir les conditions de santé et la première cause de vieillissement est la déshydratation : nous nous desséchons ! Solvant biologique universel, l'eau est la boisson physiologiquement indispensable. Son rôle est considérable : elle intervient dans la régulation thermique de notre corps, dans l'hydratation de la peau, dans la détoxication, l'élimination des déchets et le débit urinaire et sanguin. En tant que solvant, elle facilite le transport des vitamines hydrosolubles (vitamines B, C), des sels minéraux et des oligoéléments apportés exclusivement par l'alimentation et indispensables au maintien des fonctions physiologiques et de notre vitalité.
Les besoins sont évalués à 2 à 3 litres par jour dont 1,5 à 2 litres sous forme de boisson. Choisissez de préférence des eaux en bouteilles, moins polluées par les pesticides que l'eau du robinet. Les eaux riches en calcium (au moins 250 mg/l) et en magnésium (au moins 60 mg/l) sont les plus intéressantes. Attention aux eaux trop riches en sodium et en fluor.

Les compléments alimentaires « anti-sucre »

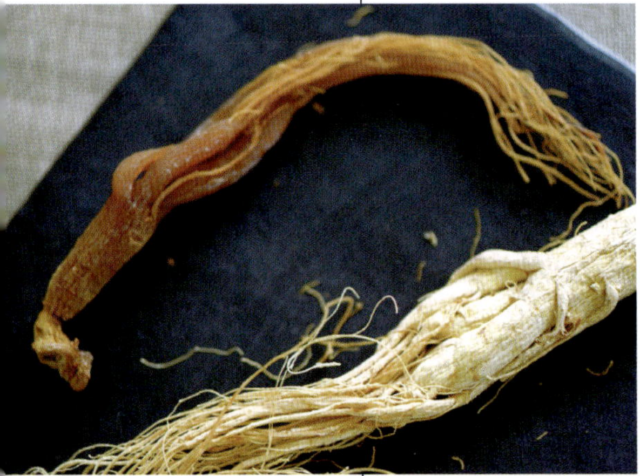

Certaines plantes, vitamines, minéraux et oligoéléments augmentent la sensibilité à l'insuline. Ces compléments alimentaires s'adressent à tous ceux qui abusent de glucides à IG élevés.

Le ginseng fait baisser la glycémie

La plante chinoise *Panax ginseng*, appréciée depuis environ 7 000 ans, a la réputation de freiner le vieillissement de l'organisme d'où son surnom de « racine de longue vie ». Longtemps réservée aux empereurs de Chine, elle est depuis trois ou quatre décennies consommée dans nos pays comme tonique-revitalisant. Son action « anti-stress, antifatigue, stimulant cérébral et sexuel » est due à la synergie de ses constituants : des stérols, des antioxydants, des enzymes, des vitamines du groupe B et des glucides particuliers, les ginsénosides. Des études récentes ont montré que son cousin le ginseng d'Amérique *(Panax quinquefolium)* consommé quarante minutes avant un repas, abaisse la glycémie de ce repas chez un sujet sain comme chez un diabétique de type II. Cette efficacité ne dépend pas de la quantité absorbée : de 1 à 3 g, l'effet est tout aussi positif.

Le *Garcinia cambogia* contre les fringales sucrées

Cet arbuste originaire du Sud-Est asiatique est utilisé dans la préparation du curry. La peau du fruit contient un acide de fruit (l'acide hydroxycitrique) aux propriétés très intéressantes : il bloque la transformation des sucres en graisses (triglycérides et LDL). Il provoque ainsi un ralentissement de la production et du stockage de graisses provenant du métabolisme des glucides, ce qui oblige l'organisme à brûler ses propres réserves. Ceci a été confirmé par de nombreuses études aux résultats sans ambiguïté, aussi bien chez des personnes n'ayant que quelques kilos à perdre que chez des obèses. On pense en outre qu'il diminue les envies de sucré et fait office de coupe-faim.

Les effets bénéfiques du Galega

Cette plante herbacée vivace, à fleurs bleues ou violacées, renferme des graines riche en galégine. Chez des personnes saines, la galégine réduit la glycémie au bout de 3 à 4 heures et ce, durant 9 heures. Son effet hypoglycémiant a également été démontré chez des diabétiques. L'extrait de galéga agit par ailleurs sur la coagulation en inhibant l'agrégation plaquettaire ce qui permet de prévenir une éventuelle artérite liée au diabète.

L'homme et la plante au fil des âges

Depuis la nuit des temps l'homme consomme différentes espèces de plantes appréciées pour leurs qualités aussi bien médicinales que nutritives. Qu'est-ce qui l'a guidé à employer une plante plutôt qu'une autre ? Le hasard ? La superstition ? L'expérience certainement. Pendant des milliers d'années il a observé les effets (bons ou mauvais), provoqués par la consommation de telle ou telle racine, baie ou feuille. Hippocrate, le père de la médecine, qui considérait la maladie avant tout comme un phénomène naturel et Dioscoride, chirurgien dans l'armée romaine et Galien, médecin personnel de l'empereur romain Marc-Aurèle ont entrepris d'expliquer l'action des plantes sur l'organisme. Jusqu'au XIXe siècle, les médecins puisaient dans la « pharmacie du bon Dieu » pour soulager les maux. Puis la chimie a supplanté « mère nature » et synthétisé les principes actifs isolés des plantes. L'explosion scientifique et technologique du XXe siècle n'épargne pas la médecine : la naissance du médicament s'accompagne de son cortège d'effets secondaires et de contre-indications. Aujourd'hui, à l'aube du troisième millénaire déferle enfin une « vague verte » suscitée par un besoin de nature et de naturel. La plante retrouve ses lettres de noblesse !

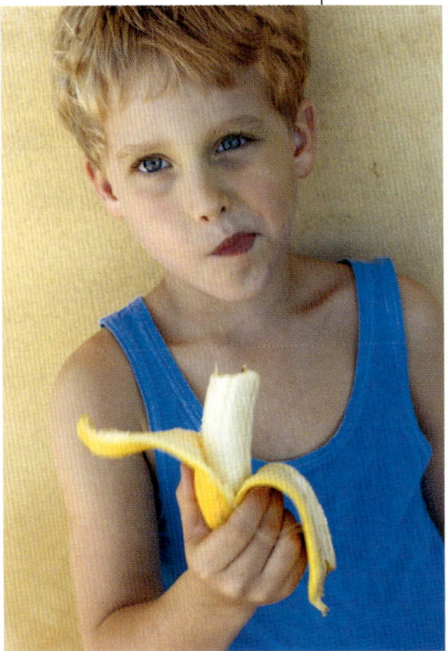

Les vitamines

Nos habitudes alimentaires nous éloignent de plus en plus des vitamines. Nous sommes en surnutrition mais paradoxalement nous sommes carencés. Il serait bon de complémenter en vitamines B1 et E une alimentation trop riche en glucides.

La vitamine B1 « surutilisée » par les sucres

C'est en 1911 qu'apparaît le terme « vitamine » proposé par Casimir Funk, jeune chimiste, à propos de la thiamine (la vitamine B1) qu'il a isolée du son de riz. Il évoque une substance indispensable à la vie. Cette vitamine hydrosoluble, la plus fragile après la vitamine C, est indispensable au métabolisme des glucides, seule source d'énergie pour les cellules nerveuses. Elle est nécessaire à l'équilibre du système nerveux et à la communication entre les neurones. Des taux bas sont associés à un risque accru de maladie d'Alzheimer. Mais son absorption est bloquée par l'alcool, les besoins augmentent en cas de consommation excessive de café et la cuisson peut détruire 60 % de cette vitamine. Si vous abusez de glucides à IG élevé vos besoins en vitamines B1 sont importants et votre assiette doit être bien garnie en pain, pâtes, riz complets, abats, viande de porc, fèves, pois, lentilles, noix, noisettes, châtaignes, banane. Si ce n'est pas le cas, pensez aux compléments nutritionnels de B1 (1 à 2 mg/j) et à la levure de bière naturellement riche en vitamine B1 (35 mg/100 g).

Vitamines B1 et E à l'honneur dans l'assiette

Si vous consommez trop de sucres rapides, trop d'alcool, augmentez vos apports de **vitamine B1** avec :

- salade aux noix saupoudrée de levure de bière,
- côte de porc-lentilles,
- banane.

de **vitamine E** avec :

- pain complet,
- salade à l'huile de noix,
- saumon sur lit d'épinard,
- kiwi.

La vitamine E améliore la sensibilité à l'insuline

Premier antioxydant, elle protège les acides gras polyinsaturés des membranes de toutes nos cellules de l'agression des radicaux libres et en plus elle augmente la sensibilité à l'insuline. Mais il est techniquement impossible de recevoir par son alimentation quotidienne la quantité optimale de vitamine E : quatre Français sur dix reçoivent moins des deux-tiers des apports quotidiens recommandés soit 12 mg. Dans l'assiette, les huiles végétales vierges (tournesol, pépin de raisin), les noix, noisettes, amandes, les légumes verts (salade, choux, épinard), le foie de bœuf, le jaune d'œuf, le beurre et les produits laitiers, les poissons, le kiwi et la myrtille en sont riches mais cette vitamine-là sert d'abord à protéger les graisses de l'aliment : il en reste finalement peu pour les besoins de l'organisme. Un déficit en vitamine E peut se prolonger pendant trente ou quarante ans sans que ne se manifeste le moindre signe d'appel. Mais ce déficit multiplie les risques d'infarctus, d'accidents vasculaires cérébraux, de certains cancers, d'où l'intérêt des compléments nutritionnels. Pensez à l'huile de foie de morue (22 mg/100 g) et à l'huile de germe de blé (100 mg/100 g), mais aussi à la vitamine E naturelle (d-alpha-tocophérol) associée ou non à d'autres antioxydants comme le bêta-carotène, la vitamine C, le sélénium, le zinc *(lire page 82)*. Les suppléments de vitamine E peuvent être pris à raison de 30 à 400 mg/j.

Les vitamines : nos alliées pour la vie

Constituants naturels des aliments, elles sont indispensables à l'organisme qui ne sait pas les synthétiser (sauf D et K). Hélas le monde moderne dans lequel nous vivons, notre style de vie (stress, tabagisme, alcoolisme), nos habitudes alimentaires qui bouleversent un équilibre nutritionnel indispensable font que notre organisme se retrouve bien souvent en manque de vitamines. Il faut donc complémenter notre alimentation par des vitamines et minéraux.

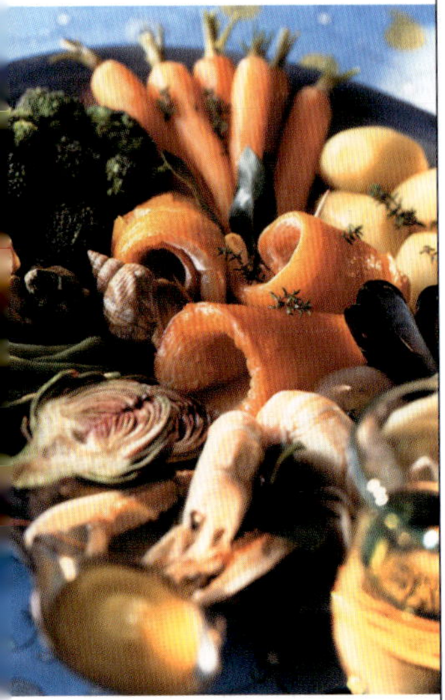

> **Les antioxydants**
>
> Les principaux antioxydants sont : le sélénium (ail, céréales complètes), le zinc (viande, fruits de mer), la vitamine E (huiles, oléagineux secs), la vitamine C (fruits mûrs et frais) et le bêta-carotène (abricot, carotte, tomate, poivron, épinard, chou) qu'il ne faut pas confondre avec la vitamine A.

Les antioxydants : nos « antirouilles »

Des suppléments antioxydants piègent les radicaux libres et nous protègent des maladies modernes favorisées par une alimentation riche en IG élevés.

Un régime antioxydant

Présents exclusivement dans des aliments naturels et frais, les antioxydants agissent contre le vieillissement prématuré et préviennent l'apparition des pathologies liées aux radicaux libres ; ils préservent surtout l'ADN de nos cellules ! Grâce à une étude très fine d'indices de consommation, il a été établi que la consommation annuelle de sélénium est faible pour les cadres supérieurs mais élevée pour les exploitants agricoles. Le Sud-Ouest est en tête de la consommation de produits riches en sélénium : ail, céréales complètes, lapins, volailles ; la région parisienne est « lanterne rouge ». Le bêta-carotène (le précurseur de la vitamine A) présent dans les fruits et légumes très colorés et les légumes verts à feuilles aide à protéger du cancer lorsqu'il est associé aux vitamines E et C. Ces molécules freinent aussi l'oxydation du « mauvais » cholestérol, préviennent son accumulation dans nos vaisseaux et protègent nos artères. Concernant le zinc, la vitamine C et la vitamine E, leurs sources comme leur intérêt pour notre santé n'ont plus aucun secret pour vous !

L'alimentation ne suffit plus

Les besoins en antioxydants sont difficiles à combler car les aliments industriels contiennent peu de ces substances. Notre assiette manque de sélénium car l'agriculture moderne, l'utilisation d'engrais et le raffinage l'ont éliminé des céréales. N'abusons pas pour autant de céréales complètes car elles sont riches en acide phytique *(lire page 19)* qui « piège » le zinc et le rend inutilisable.

Nos fruits et légumes sont cueillis avant maturité, stockés, ce qui entraîne une perte de nutriments. Les modes de transformation et de conservation industrielles altèrent les vitamines E et C : il en va ainsi du blanchiment pour préparer les aliments à la congélation ou des traitements thermiques. S'y ajoutent les pertes domestiques et culinaires : réfrigérateur, exposition à l'air, épluchage, lavage et enfin cuisson. On observe 15 à 30 % de perte de bêta-carotène à la chaleur.

Dans ce contexte, un apport complémentaire sous la forme de capsules ou de gélules est fortement recommandé d'autant qu'en-dessous de 3 000 calories (kcal), il n'est pas possible d'apporter à l'organisme tous les micronutriments dont il a besoin. Or les Français consomment en moyenne 2 400 calories par jour et les Françaises 1 700.

Les compléments préviennent le cancer

En juin 2003 le résultat de l'étude française SU.VI.MAX portant sur plus de 13 000 personnes a montré que les hommes ayant consommé chaque jour pendant 8 ans un complément de vitamines et minéraux antioxydants ont un tiers de cancers en moins que ceux qui se contentaient de l'alimentation. Le complément alimentaire de l'étude apportait 120 mg de vitamine C, 30 mg de vitamine E, 6 mg de bêta-carotène, 20 mg de zinc et 100 mcg (microgrammes) de sélénium.

Les compléments alimentaires

Ne les prenez pas pour compenser une mauvaise alimentation. Prenez-les pour optimiser vos apports en micronutriments dans le but d'aider à la prévention des maladies. Demandez conseil à votre médecin ou votre pharmacien. Un bon complément antioxydant apporte chaque jour 100 à 500 mg de vitamine C, 30 à 400 mg de vitamine E, 5 à 20 mg de zinc, 50 à 100 mcg de sélénium, 6 à 10 mg de bêta-carotène.

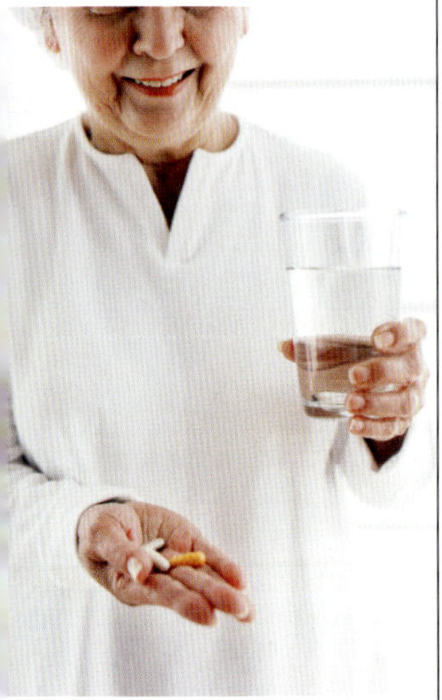

Le chrome dans l'assiette

Thym, poivre noir, foie, rognons, germe de blé, blé et maïs (non décortiqués), seigle, orge, avoine, huîtres, champignons, betterave, bière, dattes sont des aliments contenant du chrome biologiquement actif.

Chrome et zinc : utiles à l'insuline

Minéraux indispensables au bon fonctionnement de l'insuline, ils jouent un rôle important dans l'utilisation des sucres donc dans les régimes trop riches en glucides. Ne négligez pas les suppléments, ils peuvent s'avérer très utiles.

Le chrome : régulateur avec l'insuline du sucre sanguin

Ce minéral, rare dans l'alimentation, améliore la sensibilité des cellules à l'insuline et favorise donc le passage du glucose dans les cellules. Le chrome est avec le zinc un des constituant principaux du FTG (facteur de tolérance au glucose). Le FTG agit en synergie avec l'insuline pour préserver l'équilibre de la glycémie, un équilibre vital ! En présence de chrome, le niveau de sucre est mieux régulé et l'utilisation d'insuline est moindre ce qui épargne le pancréas. Dans les pays industrialisés, la teneur du corps humain en chrome décroît avec l'âge et cette déperdition en FTG fait que les personnes d'un certain âge ont en général besoin d'une bonne source de chrome alimentaire. En revanche, dans les régions du monde où l'on consomme davantage d'aliments naturels, ce déficit n'est pas caractérisé.

L'intérêt des suppléments de chrome

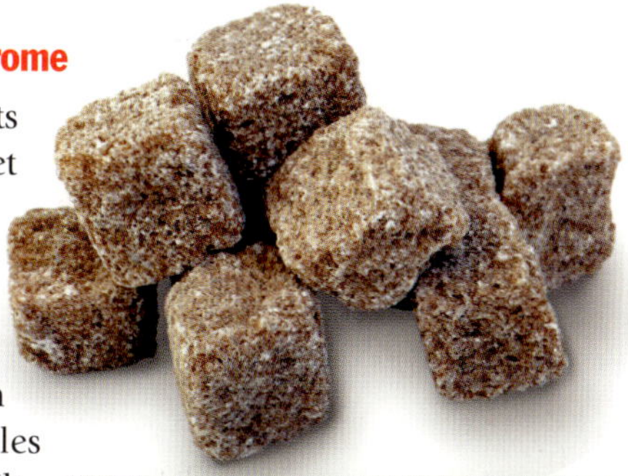

Une alimentation à base de produits raffinés contient peu de chrome et fait courir le risque de développer un diabète à l'âge de 45-50 ans. De nombreuses études montrent que des suppléments de chrome freinent ou préviennent l'apparition d'une résistance à l'insuline chez les gros consommateurs de glucides. Ils sont prescrits aux États-Unis dans le traitement du diabète. Le FTG est présent dans le sucre roux (non raffiné) mais pas dans le sucre blanc qui de ce fait est moins bien assimilé. Les aliments contenant du chrome biologiquement actif sont des aliments largement boudés.

Si votre sucre sanguin est trop élevé, si vous souffrez de diabète, prenez l'avis de votre pharmacien ou de votre médecin pour envisager la prise de suppléments de chrome. Vous trouverez en pharmacie des suppléments apportant 100 à 200 mcg /j. La levure de bière apporte aussi du chrome (10 à 25 %), mais il faut l'éviter lorsque le système immunitaire est affaibli, car elle peut favoriser la croissance de levures pathogènes.

Zoom sur le zinc

Il favorise l'assimilation des sucres. Indispensable à l'intégrité de plus de cent enzymes, il est essentiel à la synthèse de protéines vitales. Il protège des radicaux libres et renforce l'immunité. Les régimes végétariens en manquent souvent du fait d'un excès de fibres riches en acide phytique (céréales complètes), ce qui peut entraîner retards de croissance et de cicatrisation. La personne âgée voit ses apports diminués car elle mange moins et surtout moins de viande, ce qui entraîne perte de goût et d'odorat, retard de cicatrisation et surtout altération du système immunitaire.

On trouve le zinc principalement dans la viande, le poisson, les céréales complètes, les fruits de mer (surtout les huîtres : 70 mg/100 g). L'apport nutritionnel conseillé est de 12 à 15 mg/j.

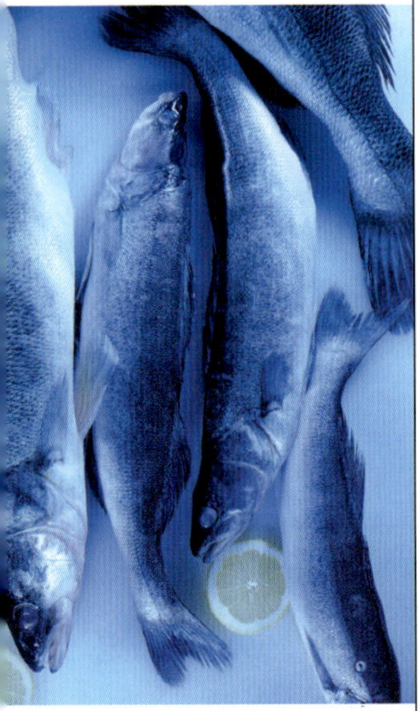

EPA-DHA dans l'alimentation

70 g de maquereau, 80 g de hareng, 200 g de truite de mer, 500 g de morue, 250 g de crabe, 500 g de crevettes, 10 g d'huile de foie de morue contiennent 1 g d'EPA-DHA.

Les oméga-3 aident aussi l'insuline

Toutes les graisses ne sont pas impliquées dans l'obésité, le diabète et les maladies cardiovasculaires. Certaines comme les oméga-3 sont essentielles à notre santé mais nous sommes nombreux à en manquer.

Que sont ces fameux oméga-3 ?

Il s'agit de constituants des graisses appelés acides gras polyinsaturés. Essentiels à la vie, ils améliorent la solubilité, le transport et donc l'élimination du cholestérol excédentaire. Ils augmentent aussi la sensibilité des cellules musculaires à l'insuline en fluidifiant leurs membranes : ils aident donc le sucre sanguin à quitter le sang.

Le chef de file de la famille oméga-3, l'acide alpha-linolénique d'origine végétale se trouve surtout dans les huiles vierges de colza, de soja et de noix, dans le germe de blé, la noix, la graine de lin et le pourpier.

Les oméga-3 d'origine animale, l'EPA (acide eicosapentaoïque) et le DHA (acide docosahexaénoïque) à ne pas confondre avec la DHEA, protègent le système cardiovasculaire, combattent les inflammations et la dépression. On les trouve dans la chair et l'huile des poissons gras des mers froides (saumon, sardine, maquereau, etc.).

EPA et DHA peuvent être fabriqués par le foie à partir de l'acide alpha-linolénique grâce à des enzymes absentes chez le nouveau-né et inactives chez le vieillard. Pour être actives, ces enzymes ont besoin de vitamines du groupe B, de zinc ou de magnésium d'où l'intérêt supplémentaire de ne pas manquer de ces nutriments. Pensez aux compléments !

Notre assiette : trop d'oméga-6, pas assez d'oméga-3 !

Depuis des années, la part des oméga-6 – l'autre famille d'acides gras essentiels présents dans l'huile de tournesol et de pépin de raisin, l'huile « Isio4 », le thon, le poulet et les œufs, la dinde – ne cesse de s'envoler alors que celle des oméga-3 dégringole. Il faudrait dans notre assiette au maximum quatre à cinq fois plus d'oméga-6 que d'oméga-3, alors que le rapport actuel est supérieur à quatorze.

D'après les scientifiques, ce déséquilibre est associé à de nombreux problèmes de santé : maladies cardiovasculaires, certains cancers (côlon), résistance à l'insuline. Pour rétablir l'équilibre, réduisez la consommation d'oméga-6 : oubliez huile et margarines de tournesol et privilégiez l'huile de colza. Consommez cinq à six noix par jour et conviez les poissons gras au menu au moins deux fois par semaine. Pour être sûr(e) de pencher du bon côté de la balance, ne négligez pas les compléments alimentaires comme les gélules d'huile de poisson, sources très intéressantes d'EPA-DHA et le pourpier, à la base du régime crétois !

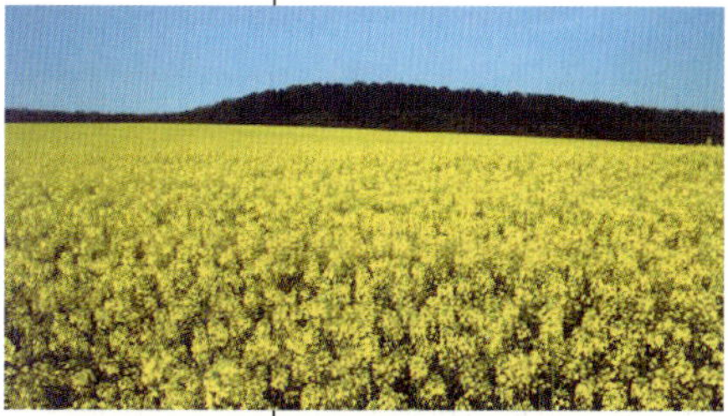

L'huile santé existe-t-elle ?

L'huile de tournesol n'apporte que des oméga-6 alors que l'huile de colza offre une proportion idéale d'oméga-3 et d'oméga-6. Elle est très stable à la cuisson (moins de 180 °C). On peut la considérer comme « l'huile santé ».

L'huile d'olive, surtout riche en acides gras monoinsaturés, est intéressante mais elle ne contient pas suffisamment d'acides gras essentiels pour assurer à elle seule un bon équilibre. Isio 4, mélange d'huile de tournesol, de colza et de pépin de raisin apporte trop d'oméga-6 mais elle offre un bon compromis comme huile de cuisson. La plus stable à la cuisson est l'huile d'arachide mais elle est très pauvre en oméga-3 et peut être à l'origine d'allergies alimentaires. L'huile de pépin de raisin, destinée à l'assaisonnement et à la cuisson est trop riche en oméga-6.

VRAI/FAUX

Les glucides d'index glycémique élevé font grossir et favorisent nos maladies modernes.

Vrai : prenons la pomme de terre. Des millions de molécules de glucose arrivent « rapidement » dans le sang, réclamant une forte sécrétion d'insuline. Le glucose non utilisé est immédiatement stocké sous forme de graisse (dans les adipocytes), ce qui favorise prise de poids, obésité et résistance à l'insuline. Si les pics d'insuline sont importants et fréquents, un jour, le pancréas ne peut plus faire face à la demande : « le sucre » reste dans le sang, c'est le diabète. L'organisme privé « de sucre » ce qui est exact au niveau des cellules réagit par une augmentation de l'appétit et de la quantité d'aliments ingérés, ce qui favorise l'obésité. Les cellules réclament du glucose, l'organisme puise dans les réserves de glucides c'est-à-dire dans les graisses, ce qui entraîne une libération de lipides dans le sang : facteur de risque supplémentaire de maladies cardiovasculaires.

Le pain blanc et la pomme de terre sont de « bons sucres lents ».

Faux : principalement constitués d'amylopectine, la forme d'amidon rapidement digérée, ils présentent un IG élevé qui perturbe l'équilibre du sucre sanguin et brutalise le pancréas.

Nos petits sont plus attirés par les frites et la purée que par les légumes.

Vrai : malheureusement les frites et la purée ont des IG élevés. Dès le plus jeune âge il faut persévérer, faire preuve de patience et surtout prendre le temps de les initier à de nouvelles saveurs (haricots, épinards, lentilles, etc.) celles d'aliments à IG bas.

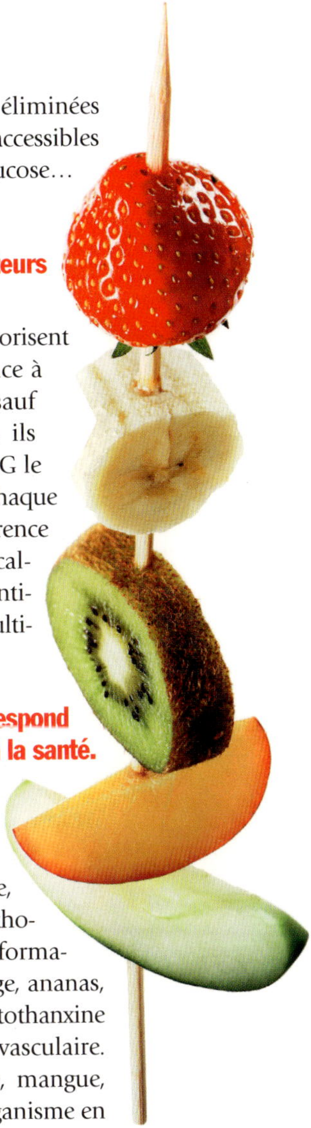

Le raffinage augmente l'IG des aliments.

Vrai : les fibres bénéfiques des céréales sont éliminées et l'amidon mis à nu ce qui rend facilement accessibles aux enzymes, les millions de molécules de glucose… L'IG des aliments raffinés est donc élevé.

Fruits et légumes sont des glucides protecteurs des maladies modernes.

Vrai : peu caloriques et rassasiants, ils ne favorisent pas la prise de poids, l'obésité et la résistance à l'insuline. D'IG bas grâce à leur fibres (sauf pomme de terre, carotte cuite, betterave), ils économisent le pancréas. Le soja présente l'IG le plus bas. Idéalement il faudrait consommer chaque jour 5 portions de fruits et légumes, de préférence avec leur peau, pour l'apport de fibres, de calcium, potassium, magnésium et vitamines antioxydantes. Composez des assiettes variées, multicolores pleines de nutriments bénéfiques.

À chaque couleur de fruits et légumes correspond un apport de phytonutriments bénéfiques à la santé.

Vrai : « les rouges »: tomate, pamplemousse, pastèque sont riches en lycopène, actif contre les radicaux libres et protecteur cardiovasculaire. « Les pourpres » framboise, myrtille, mûre, aubergine, chou, poivron, riches en anthocyanes, protègent le cœur en empêchant la formation de caillots. « Les jaune-orange » : orange, ananas, pêche, papaye, nectarine sources de bêta-cryptothanxine participent aussi à la prévention cardiovasculaire. Le bêta-carotène des « oranges » : carotte, mangue, abricot, melon, potiron, transformé par l'organisme en vitamine A protège des dégâts des radicaux libres. L'ail et l'oignon « vert clair » contiennent entre autres des composés soufrés anticancéreux. La lutéine des « jaune-vert », épinards, chou, maïs, poire verte, peut aussi réduire l'athérosclérose. Le sulphoraphane des « verts » : brocoli, chou vert, chou de Bruxelles inhibe des substances cancérigènes du côlon.

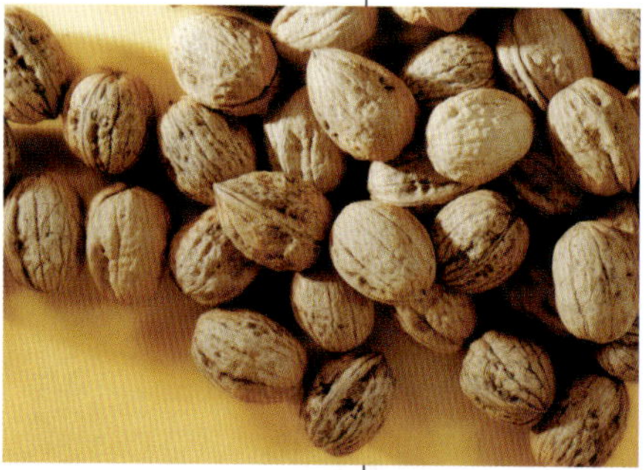

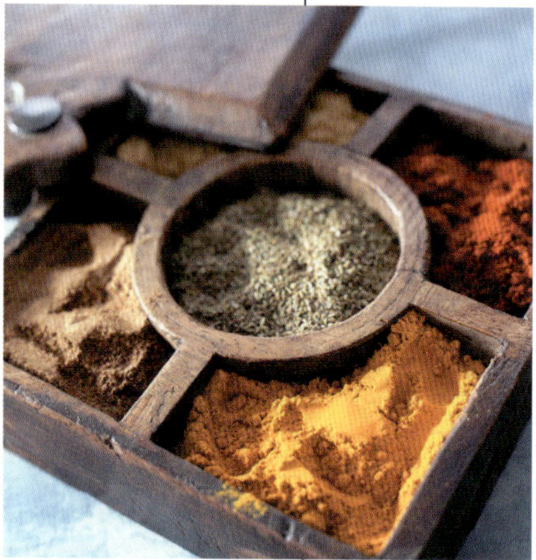

Le kiwi est le fruit contenant la plus forte densité de micro-nutriments.

Vrai : il contient beaucoup de magnésium et de potassium mais il est surtout très riche en polyphénols et en vitamine C antioxydants.

Les noix font grossir.

Faux : d'IG bas et rassasiantes, elles ne favorisent pas la prise de poids. De plus leur proportion idéale d'oméga-3 et d'oméga-6 en fait des alliées précieuses de notre peau et de nos artères.

Les épices sont favorables à la santé.

Vrai : car elles ont une action anti-oxydante très intéressante et elles facilitent la digestion. Egayez vos plats pour profitez des bienfaits du clou de girofle, de la cannelle, du poivre, du gingembre, de l'ail, de la menthe et de l'oignon.

Les légumes verts et les fruits secs sont des sources intéressantes de calcium.

Vrai : persil, pissenlit, cresson, chou, épinards, fenouil, brocoli ainsi que figues, dattes, noix et amandes renferment du calcium qui est parfaitement bien assimilé.

Notre consommation de produits lactés explose.

Vrai : elle est passée de 1,7 kg de yaourts et autres desserts lactés par habitant en 1960 à 27 kg aujourd'hui. Celle de fromage a doublé : 10,2 kg (1960) à 24,1 kg.

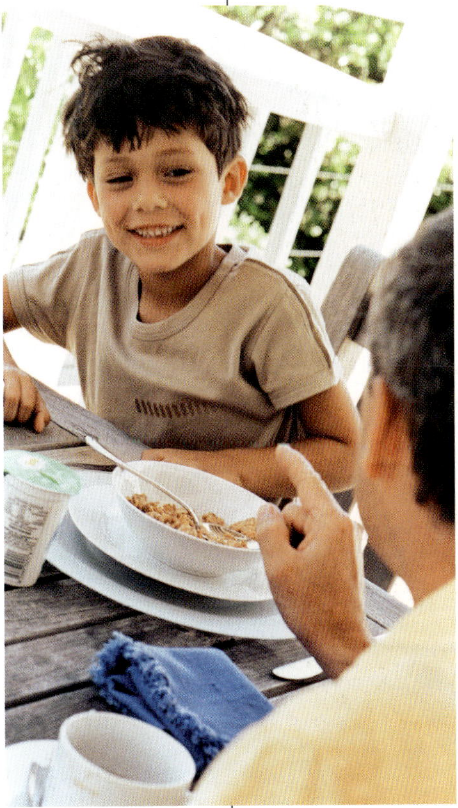

Le yaourt nature est moins digeste que le lait

Faux : 3 adultes sur 4 ne peuvent pas digérer le lait, faute de lactase, l'enzyme qui dégrade le lactose. Par contre dans le yaourt nature, le lactose est partiellement dégradé ce qui facilite sa digestion. Pensez aux desserts « au soja » qui ne contiennent pas du tout de lactose !

Le petit déjeuner est un repas important.

Vrai : il permet d'éviter le « coup de barre » de 11 h et il évite le grignotage de la matinée. Il n'est pas nécessaire de le prendre au saut du lit !

La consommation de glucides d'une personne d'activité faible (travail de bureau, conduite automobile) équivaut à 40 morceaux de sucre par jour.

Vrai : quantitativement, cette ration (à répartir en trois repas et une collation) est très vite atteinte si on prend en considération que :
150 g de pâté en croûte équivaut à 8 morceaux de sucre, 4 nems (6), 400 g de pizza de restaurant (16), 320 g de paëlla (14), une assiette de couscous royal (12), 200 g de spaghetti à la tomate (8), 200 g de riz créole (8), 200 g de gratin dauphinois (6), 200 g de pommes de terre sautées (12), 100 g de frites (8), un pain bagnat (12), un hot dog (8), un sandwich grec (20), un hamburger (6), une coupe de café ou de chocolat liégeois (8), 200 g de flan ou clafoutis (10), 150 g de tarte au citron meringuée (10), 130 g de tiramisu (8), un sundae (10), 1/4 de baguette (6), un chausson aux pommes (10), 50 g de brioche (5), un pain aux raisins (8), une canette de soda ou de limonade (8), 33 cl de milk shake (14), 40 g de biscuits apéritifs salés (6), 50 g de bonbons (10), une tablette de chocolat noir, au lait ou blanc (12), noix, noisettes (0).
N'oubliez pas que les glucides non utilisés pour couvrir les besoins seront immédiatement stockés sous forme de graisse disgracieuse et surtout dangereuse !

Notre alimentation couvre les besoins en nutriments essentiels à la santé.

Vrai : si vous consommez au minimum 2 600 calories par jour en privilégiant des aliments complets et 5 portions de fruits et légumes mûrs et frais par jour.
Sinon faux et un apport supplémentaire s'avère bénéfique voire nécessaire.

LEXIQUE

ACIDE GRAS : constituant principal des graisses.

ANTIOXYDANT : substance qui protège d'autres substances et les cellules des dégâts générés par les radicaux libres.

ATHÉROSCLÉROSE : maladie des artères qui durcissent et s'épaississent suite à l'accumulation des dépôts de graisses et de cholestérol oxydé. L'amas formé (athérome) diminue le flux sanguin.

DIVERTICULITE : inflammation d'une partie du côlon. Les diverticules sont des cavités en cul-de-sac, qui se forment anormalement dans la paroi du côlon. Elles peuvent ensuite s'enflammer.

FLAVONOÏDES : famille de polyphénols. Ce sont des pigments des végétaux responsables de la coloration de nombreux fruits et légumes.

GLUMES : enveloppe des fleurs puis des graines de graminées et céréales. Se dit également glumelles.

NEUROTRANSMETTEUR : substance fabriquée par les neurones pour communiquer entre eux. C'est un messager chimique du cerveau.

OXYDATION : réaction chimique qui se traduit par la perte d'un électron. En biochimie, c'est la combinaison d'un corps avec l'oxygène, qui s'accompagne le plus souvent de la perte d'hydrogène.

POLYOLS : famille de substances présentes en petites quantités dans de nombreux végétaux, qui peuvent être également produites industriellement. Les polyols ont un fort pouvoir sucrant et une très grande affinité avec l'eau.

POLYPHÉNOLS : substances présentes dans les végétaux ayant des propriétés antioxydantes.

TRIGLYCÉRIDES : association de trois acides gras et d'une molécule d'alcool (glycérol). C'est la forme la plus courante sous laquelle on trouve les graisses dans l'alimentation et dans le sang. C'est également sous cette forme que sont stockées la plupart des graisses dans l'organisme.

VITAMINE : molécule indispensable au fonctionnement de l'organisme que celui-ci ne peut synthétiser seul et qui doit donc lui être fournie par l'alimentation ou des compléments.

BIBLIOGRAPHIE

Cordain L. : *Cereal grains : Humanity's Double Edged-Sword.* World Review of Nutrition & Dietetics 1999 ; 84 : 19-73

Beauvillain A. : *Tchad, berceau de l'humanité.* CNAR, 1999.

Crubezy E. : *Anthropologie.* Masson, Paris, 2002.

Grimaldi A. : *Dictionnaire savoureux du diabétique.* Bayer, 2002.

Kermel M. : *La Cuisine de la santé.* De Vecchi, Paris, 2000.

Bourre J.-M. : *La diététique du cerveau, la nouvelle donne.* Odile Jacob, Paris, 2003.

La Santé vient en mangeant, éd. INPES. Document élaboré dans le cadre du programme national Nutrition Santé mis en place par l'AFSSA (Agence Française de Sécurité Sanitaire des Aliments).

Fricker J. : *Bien manger pour être au top.* Odile Jacob, Paris, 2002.

Fischbach M. : *Guide pratique du cardiaque.* Frison-Roche, Paris, 2002.

Ludwig D.-S. : *The glycemic index : physiological mechanisms relating to obesity, diabetes and cardiovascular disease.* JAMA, 2002 ; 287(18) : 2414-2423.

Michaud D.-S. : *Physical activity, obesity, height and the risk of pancreatic cancer.* JAMA 2001 ; 286 (8) : 921-929.

Michaud D.-S. : *Dietary sugar, glycemic load and pancreatic risk in a prospective study.* J Natl Cancer Inst 2002 ; 94 : 1293-1300.

Franceschi S. : *Dietary glycemic load and colorectal cancer risk.* Ann Oncol 2001 ; 12(2) : 173-178.

Holt SHA : *A satiety index of common foods,* European Journal of Clinical Nutrition 1995 ; 49, 675-690.

Mertz W. : *Effects and metabolism of glucose tolerance factor,* Nutr Rev 1975 ; 33 (5) : 129-135.

Vuksan V. : *American ginseng* (Panax quinquefolius L) *reduces postprandial glycemia in nondiabeticsubjects with type 2 diabetes mellitus.* Arch Intern Med 2000 ; 160 (7) : 1009-13.

Vuksan V. : *American ginseng* (Panax quinquefolius L) *attenuates postprandial glycemia in a time-depend but not dose-dependent manner in healthy individuals.* Am J Clin Nutr 2001 ; 73(4) : 753-8.

Willet W.-C. : *Eat, Drink and be healthy,* Simon and Schuster, New York, 2001.

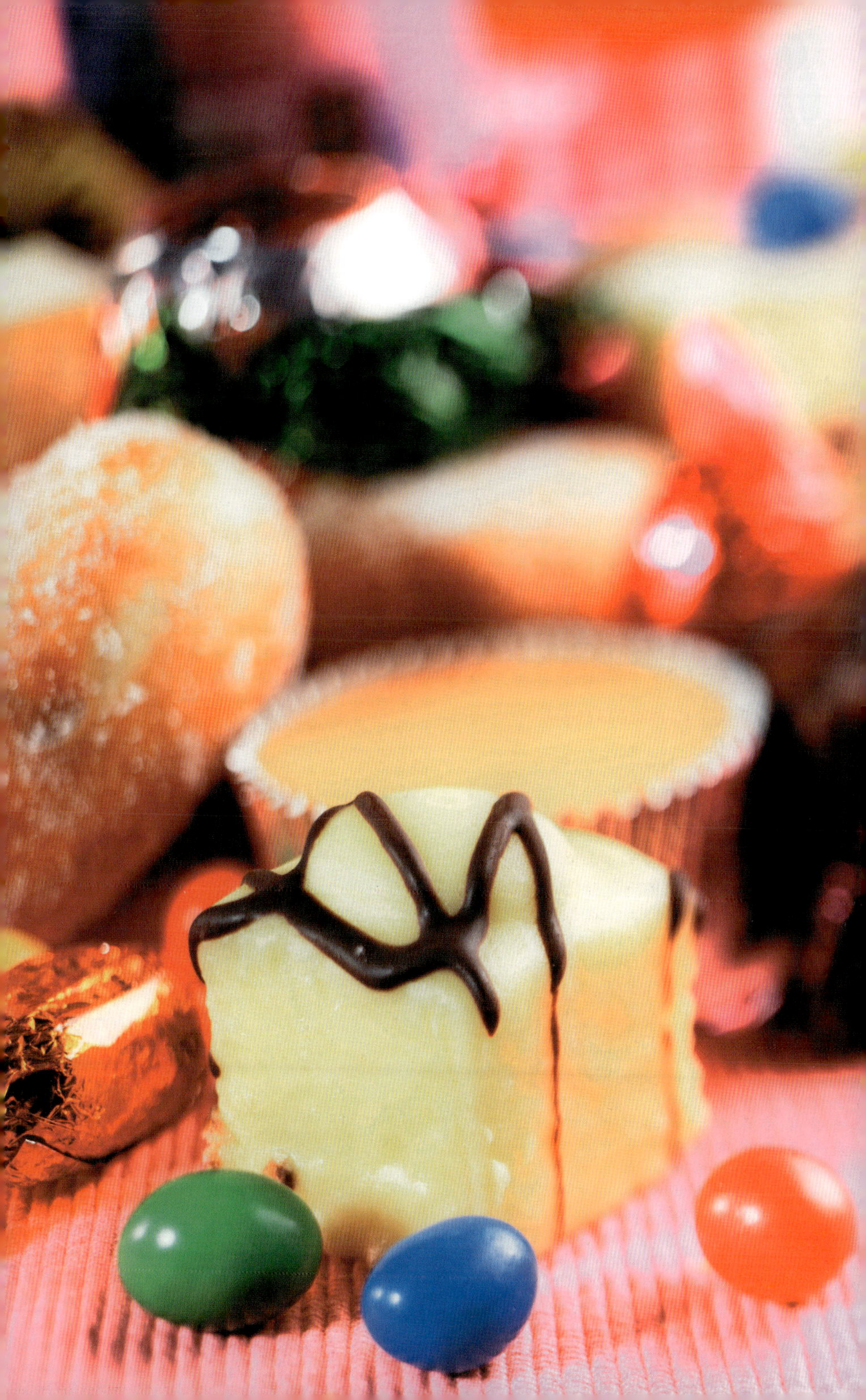

Les titres disponibles chez Alpen Éditions

- *Asthme sous contrôle*
- *Astro plantes*
- *Cuisson et santé*
- *Dites non au cholestérol*
- *Docteur, c'est la prostate ?*
- *Docteur, j'ai un psoriasis*
- *Drépanocytose et thalassémies*
- *Eliminez le sel, retrouvez la forme !*
- *Fatigue chronique, fibromyalgie*
- *Ginseng : mille ans de bienfaits*
- *H5N1 la grippe aviaire*
- *Je nourris mon enfant*
- *La diététique du diabète*
- *La nouvelle ménopause*
- *La nouvelle minceur*
- *La vérité sur les vaccins*
- *Le chocolat, du plaisir à la santé*
- *Le guide de phytothérapie*
- *Le guide pratique des vitamines*
- *Le mal de dos, c'est fini*
- *Le pouvoir des oméga-3*
- *Le sommeil retrouvé*
- *Le syndrome XXL*
- *Les bienfaits de la mer*
- *Les bobos de vos enfants*
- *Les bons sucres pour maigrir*
- *Les compléments alimentaires*
- *Les miracles du soja*
- *Les nouvelles plantes qui soignent*
- *Les plantes du bonheur*
- *Les remèdes de la ruche*
- *Les secrets de santé des antioxydants*
- *Les secrets de santé du thé*
- *L' olivier, trésor de santé*
- *Maigrir après 40 ans*
- *Maigrir à l'aide des compléments alimentaires*
- *Maigrir selon son type hormonal*
- *Maigrir selon vos hormones*
- *Mémoire totale*
- *Millepertuis : l'antidépresseur naturel*
- *Plus jamais fatigué !*
- *Programme anti-âge*
- *Programme jambes légères*
- *Programme jeunesse*
- *Relations amoureuses sexualité*
- *Rhumatismes : votre ordonnance naturelle*
- *Soigner et préserver ses cheveux*
- *Stress contrôle*
- *Une grossesse heureuse*
- *Une peau zéro défaut*
- *Vaincre l'allergie*
- *Victoire sur l'arthrose*
- *Vivre avec un enfant hyperactif*
- *Votre santé par les huiles essentielles*
- *Votre santé par les plantes*